从脾胃论治妇科疾病

主编 杜小利

全国百佳图书出版单位
中国中医药出版社
·北京·

图书在版编目（CIP）数据

从脾胃论治妇科疾病 / 杜小利主编 . —北京：中国中医药出版社，
2021.4

ISBN 978 - 7 - 5132 - 6622 - 2

Ⅰ．①从… Ⅱ．①杜… Ⅲ．①妇科病—辨证论治

Ⅳ．① R271.1

中国版本图书馆 CIP 数据核字（2021）第 012747 号

中国中医药出版社出版

北京经济技术开发区科创十三街 31 号院二区 8 号楼

邮政编码 100176

传真 010-64405721

保定市西城胶印有限公司印刷

各地新华书店经销

开本 710×1000 1/16 印张 11.75 字数 144 千字

2021 年 4 月第 1 版 2021 年 4 月第 1 次印刷

书号 ISBN 978 - 7 - 5132 - 6622 - 2

定价 49.00 元

网址 www.cptcm.com

社 长 热 线 010-64405720

购 书 热 线 010-89535836

维 权 打 假 010-64405753

微信服务号 zgzyycbs

微商城网址 https://kdt.im/LIdUGr

官 方 微 博 http://e.weibo.com/cptcm

天猫旗舰店网址 https://zgzyycbs.tmall.com

如有印装质量问题请与本社出版部联系（010-64405510）

前　言

用中西医结合的方法，兼顾脾胃特点，用中医临床辨证思维治疗妇科疾病，是继承和发扬传统中医理论的基本思想。《黄帝内经》云"土者生万物""人以水谷为本""有胃气则生，无胃气则死"；金元四大家之一、"补土学派"代表人物李东垣提出"土为万物之母""脾胃为气血生化之源""人以胃气为本""内伤脾胃，百病由生"，皆强调脾胃在生命健康和疾病发生过程中的重要作用。李东垣提出了"脾胃元气论"和"脾胃内伤论"，认为无论内伤或外感发病，都是因为人体气虚，即疾病的形成是由于气不足，而之所以气不足，皆因脾胃损伤。其在《脾胃论·脾胃虚实传变论》中提到："脾胃之既伤，元气亦不能充，而诸病之所由生也。"认为脾胃是元气之源，元气又是人身之本，脾胃伤则元气衰，元气衰则疾病发生。

脾胃是人体生、长、寿、养之本，注重顾护脾胃，是治疗疾病的基本思路。本书试图通过分析西医学消化系统中脾胃的生理、病理特点，以及中医学脾胃的生理、病理特点，寻找脾胃生理与女性生理上的联系，以及脾胃病理对妇科疾病的影响。结合临床有效病案，验证了妇科疾病在辨证治疗过程中可以从脾胃论治的立论依据，提出健运脾胃是治疗妇科疾病必不可少的一个环节。

本书分上篇、下篇。上篇总论，介绍脾胃的生理与女性的生理；下篇以中医病名为纲，介绍如何从脾胃的角度论治妇科疾病，主要包括月经病的痛经、闭经、崩漏、月经后期、月经量少等；带下病的带下过多；妊娠病的胎漏、胎动不安、滑胎、恶阻；产后病的产后身痛、缺乳、产后抑郁；妇科杂病的癥瘕、因排卵障碍性引起的不孕症、盆腔炎性疾病等。所论疾病按照概述、病因病机、从脾胃论治思路、典型病案进行编写，病案均为编者临证治愈的典型案例。全书妇科病的诊断以中西医结合为主，治疗兼顾脾胃特点的临床辨证思维，适合临床妇科医师参考阅读。

本书为"宁夏医科大学支持学术著作"，是在宁夏少数民族医药现代化教育部重点实验室平台上形成的科研成果，在编写过程中得到了实验室的各位同仁的大力支持和帮助，得到了实验室主任牛阳教授的指导和主审，在此表示感谢！

本书的出版得到了中国中医药出版社的大力支持，中国中医药出版社张伏震编辑对本书做了详细的修改，并提出了宝贵的意见和建议，在此表示深切的感谢！

写作的过程，是作者学习的过程，但因作者理论水平有限，不能深入和全面地加以阐明，某些理论认识不够准确、不够恰当，还望同道们不吝批评指正！

杜小利

2021 年 2 月于银川

目　　录

下篇 各论

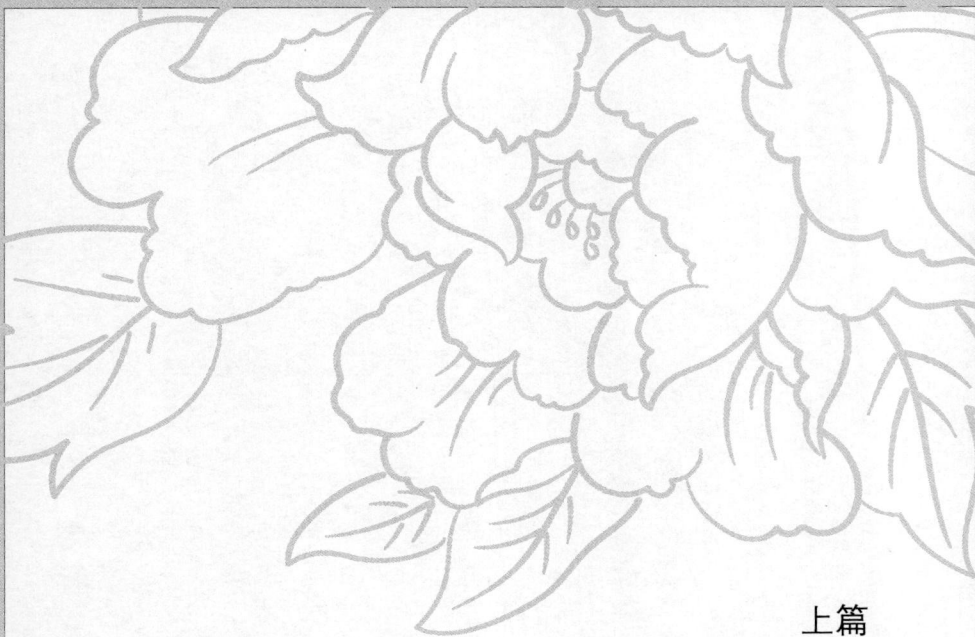

上篇

总　论

第一章　脾胃的解剖及生理概述

第一节　西医学中的脾胃

西医学中的脾和胃分属于不同的系统：胃，属于消化系统；脾，属于循环系统的淋巴器官。

消化系统由消化管和消化腺两大部分组成。消化管是一条起自口腔终于肛门的长的肌性管道，包括口腔、咽、食管、胃、小肠和大肠等部；小肠又包括十二指肠、空肠和回肠，大肠包括盲肠、结肠和直肠。消化腺有小消化腺和大消化腺两种，小消化腺散在于消化管各部的管壁内，大消化腺包括肝、胰及三对唾液腺，它们均借导管将分泌物排入消化管内。消化系统的功能是消化食物，吸收养料、水分和无机盐，并排出残渣，其消化过程包括物理性消化和化学性消化。物理性消化是指消化管对食物进行咀嚼、吞咽、磨碎等，并推动食糜下移的机械作用，使消化液充分与食物混合。化学性消化是指消化腺分泌的消化液对食物进行化学分解，把淀粉分解为葡萄糖，蛋白质分解为氨基酸，脂肪分解为脂肪酸和甘油，分解后的营养物质被小肠（主要是空肠）吸收，进入血液和淋巴，残渣通过大肠排出体外。

淋巴器官为淋巴系统的一部分，全身的淋巴器官包括脾、淋巴结、胸腺、腭扁桃体、舌扁桃体和咽扁桃体等。淋巴器官、淋巴管道和淋巴组织构成淋巴系统，对人体内部发挥着重要的防御作用。

一、脾脏的解剖结构及生理特点

脾位于左季肋部，胃底与膈之间，第 9 ～ 11 肋的深面，长轴与第 10 肋一致。正常情况下在左肋弓下不能触及脾。脾可分为膈、脏两面，前、后两端和上、下两缘。膈面光滑凸隆，对向膈。脏面凹陷，中央处有脾门，是血管、淋巴管和神经的出入之处。在脏面，脾与胃底、左肾等相毗邻。脾的前端较宽，朝向前外方，达腋中线。后端钝圆，朝向后内方。上缘较锐，朝向前上方，前部有脾切迹。脾大时，脾切迹是触诊脾的标志，下缘较钝，朝向后下方。

脾呈暗红色，质软而脆，易因暴力打击而造成破裂。脾的表面除脾门外均被腹膜覆盖，是体内最大的淋巴器官，具有储血、造血、清除衰老红细胞和进行免疫应答的功能。

二、胃的解剖结构及生理特点

胃是消化道中最膨大的部分，上连食管，下续十二指肠。胃的解剖大部分位于左季肋区，小部分位于腹上区。胃分前、后壁，大、小弯，入、出口。胃前壁朝向前上方，后壁朝向后下方；胃小弯凹向右上方，胃大弯凸向左下方；胃的近端与食管连接处是胃的入口称贲门，胃的远端接续十二指肠处，是胃的出口称幽门。通常将胃分为 4 部分，贲门附近的部分称贲门部，贲门平面以上，向左上方膨出的部分为胃底，自胃底向下的中间大部分称胃体，胃体下界与幽门之间的部分称胃窦。

成人胃的容量约 1500mL，胃具有暂时贮存食物的功能，食物入胃后，受到胃液的化学性消化和胃壁肌肉运动的机械性消化。胃底和胃体的前部运动较弱，其主要功能是贮存食物；胃体的远端和胃窦则有较明显的运动，其主要功能是磨碎食物、使食物与胃液充分混合，形成食糜，以及逐步将食糜排至十二指肠。

第二节　中医学中的脾胃

一、脾

（一）脾的形态结构

脾位于腹腔上部，横膈下方，与胃相邻。《素问·太阴阳明论》说"脾与胃以膜相连"，脾的形态，在《医贯·内经十二官论》中有记载"其色如马肝赤紫，其形如刀镰"，在《医学入门·脏腑》中说"形扁似马蹄，又如刀镰"，《医纲总枢》中言"形如犬舌，状如鸡冠，生于胃下，横贴胃底，与第一腰骨相齐，头大向右至小肠，尾尖向左连脾肉边，中有一管斜入肠，名曰珑管"。与现代解剖学比较，中医文献中的"扁似马蹄"似是指脾脏而言，"形如刀镰""犬舌""鸡冠"似是指胰脏。

从脾的位置、形态来看，可知中医藏象学说中的"脾"作为解剖学单位相当于现代解剖学中的脾脏和胰脏。但其生理功能又远非脾和胰所能囊括。

（二）脾的生理功能

脾在五行属土，为阴中之至阴。脾藏意，在志为思，在体为四肢及肌肉，在窍为口，在液为涎，其华在唇，与长夏之气相通应。脾的主要功能是主运化，主统血，生成并输布水谷精微。人体脏腑百骸皆赖脾以濡养，故脾有"气血生化之源""后天之本"之称。

1. 脾主运化：运，即转运输送；化，即消化吸收。脾主运化，指脾具有将饮食水谷化为精微，并将精微物质转输至全身各脏腑组织的功能。脾具有对营养物质的消化、吸收和运输的功能。

饮食物的消化和营养物质的吸收、转输，是在脾胃、肝胆、大小肠等多个脏腑共同参与下的一个复杂的生理活动，其中脾起主导作用。脾的运化功能主要依赖脾气升清和脾阳温煦的作用。脾气宜升，以升为健。水谷入胃，全赖脾阳为之运化。故"脾有一分之阳，能消一分之水谷；脾有十分之阳，能消十分之水谷"（《医原》）。脾的运化功能，统而言之曰运化水谷，分而言之，则包括运化谷食和运化水饮两个方面。

（1）运化谷食：谷食，是以固态食物为主。运化谷食是指脾能够将食物化为精微物质，并将其吸收、转输到全身的生理功能。食物入胃，经胃初步消化即腐熟后，变为食糜，下传于小肠做进一步消化。小肠中的食糜，在脾气作用下进一步消化后，分为清浊两部分，再经脾气的转输作用输送至全身，分别化为精、气、血、津液，内养五脏，外养四肢百骸、筋肉皮毛，即《素问·玉机真脏论》言"脾为孤脏，中央土以灌四傍"。饮食入胃后，对饮食物的消化和吸收，实际上是在胃和小肠内进行的。脾主运化，胃司受纳，通主水谷。胃主受纳水谷，并对饮食物进行初步消化腐熟，通过幽门下移至小肠做进一步消化，依赖脾气的作用，才能将水谷化生为精微。食物经过消化吸收后，其水谷精微又靠脾的转输和散精作用而上输于肺，由肺注入心脉化为气血，再通过经脉输送至全身。五脏六腑维持正常生理活动所需要的水谷精微，都有赖于脾的运化作用。由于饮食水谷是人出生之后维持生命活动所必需的营养物质的主要来源，也是生成气血的物质基础，而饮食水谷的运化是由脾所主，所以说脾为"后天之本""气血生化之源"。故《医宗必读》曰："一有此身，必资谷气，谷入于胃，洒陈于六腑而气至，和调于五脏而血生，而人资之以为生者，故曰后天之本在脾。"人以水谷为本，脾胃为仓廪之官，胃为水谷之海，故又云脾胃为后天之本、气血生化之源。这一理论在养生防病方面，具有重要指导意义。

脾的运化功能强健，称作"脾气健运"。只有脾气健运，机体的消化吸收功能才能健全，才能为化生气、血、津液等提供足够的养料，使全身的脏腑、经络、四肢百骸、筋肉皮毛等组织得到充分的营养，以维持正常的生理活动。反之，若脾失健运，则机体的消化吸收功能失常，就会出现腹胀、便溏、食欲不振，以及倦怠、消瘦和气血不足等病理变化。

（2）运化水饮：又称运化水液，是指脾能够将水饮化为津液，并将其吸收和转输全身的脏腑、四肢百骸的生理功能。水饮的吸收亦与胃、小肠和大肠相关，但必须依赖脾的运化功能，才能完成。脾居中焦，为人体气机升降的枢纽，故在人体水液代谢过程中起着重要的枢纽作用。在人体水液代谢过程中，脾在运输水谷精微物质的同时，还把人体所需要的水液（津液），通过心、肺运送到全身各组织中去，起到滋养濡润作用；各组织器官利用后的水液，脾及时地经三焦转输给膀胱，在肾气的作用下生成尿液排泄于外，从而维持体内水液代谢的平衡。《素问·经脉别论》云"饮入于胃，游溢精气，上输于脾，脾气散精，上归于肺，通调水道，下输膀胱。水精四布，五经并行，合于四时五脏阴阳，揆度以为常也"，就是对脾运化水液功能的详细阐述。脾可将水谷精微所化生的津液上输于肺，又将代谢后的水分转输至肺和肾，通过肺、肾的气化功能，化为汗液和尿液排出体外。

因此，脾运化水液的功能健旺，既能使体内各组织得到水液的充分濡润，又不致使水湿过多而潴留。反之，如果脾运化水液功能失常，必然导致水液在体内停滞，而产生水湿、痰饮等病理产物，甚则形成水肿。故曰"诸湿肿满，皆属于脾"（《素问·至真要大论》）。这也就是脾虚生湿、脾为"生痰之源"和脾虚水肿的发生机理。

运化谷食和运化水饮，是脾主运化的两个方面，二者是同时进行的。饮食物是人出生后所需营养主要来源，是生成精、气、血、津液的主要物质基础，而饮食物的消化及其精微的吸收、转输都由脾所主，脾气将饮食物化为水谷精微，为化生精、气、血、津液提供充足的原料，故称脾为"气血生化之源"。脾还将水谷精微吸收并转输至全身，以营养五脏六腑、四肢百骸，为维持人体的生命活动提供物质基础，并能充养先天之精，促进人体生长发育，故脾又称为"后天之本"。脾的"后天之本"理论，对养生防病有着重要意义。

2. **脾主统血**：统是统摄、控制的意思。脾主统血，指脾具有统摄血液，使之在经脉中运行而不逸于脉外的功能。

（1）脾主生血：脾为后天之本，气血生化之源。脾运化的水谷精微是生成血液的主要物质基础。故张景岳说"血……源源而来，生化于脾"（《景岳全书·血证》）。脾运化的水谷精微，经过气化作用生成血液。脾气健运，化源充足，气血旺盛则血液充足。若脾失健运，生血物质缺乏，则血液亏虚，出现头晕眼花，面、唇、舌、爪甲淡白等血虚征象。

（2）脾主统血：因脾主中气，其气主升，气能摄血。故脾能统摄血液在经脉中正常运行，防止其逸出脉外。《名医汇粹》云"脾统诸经之血"，《金匮要略注》言"人五脏六腑之血，全赖脾气统摄"，说明脾气健旺、统摄功能正常，则血循常道；反之，则血不能固摄也。《景岳全书·妇人规》云："若脉证无火，而经早不及期者，乃心脾气虚，不能固摄而然。"脾气能够统摄周身血液，使之正常运行而不致溢于血脉之外。脾统血的作用是通过气摄血作用来实现的。脾为气血生化之源，气为血帅，血随气行。脾的运化功能健旺，则气血充盈，气能摄血；气旺则固摄作用亦强，血液也不会逸出脉外而发生出血现象。反之，脾的运化功能减退，化源不足，则气血虚亏，气虚则统摄无权，血离脉道，从而导致出血。由此可见，脾统血，实际上是气对血作用的具体体现，所谓"脾统血者，则血随脾气流行之义也"（《医碥·血》）。同时，脾之统血与脾阳也有密切关系。"脾统血，血之运行上下，全赖于脾。脾阳虚，则不能统血"（《血证论·脏腑病机论》），"脾统血，脾虚则不能摄血；脾化血，脾虚则不能运化，是皆血无所主，因而脱陷妄行"（《金匮翼》）。因脾失健运，阳气虚衰，不能统摄血液，血不归经而导致出血者称为脾不统血，临床上表现为皮下出血、便血、尿血、崩漏等，尤以下部出血多见。

（三）脾的生理特性

1. **脾宜升则健**：升有下者上行，升浮向上之义。五脏之气各有升降，心肺在上，在上者宜降；肝肾在下，在下者宜升；脾胃居中，在中者能升能降。五脏气机升降相互作用，形成了机体升降出入气化活动的整体性，维持着气机升降出入的动态平衡。脾升胃降，为人体气机上下升降的枢纽。脾性主升，是指脾的气机运动形式以升为要。脾升则脾气健旺，生理功能正常，故脾宜升则健。

脾气宜升，具体体现在脾气升清和升举内脏两个方面。升，指上升和输布；清，指精微物质。脾主升清是指脾具有将水谷精微等营养物质，吸收并上输于心、肺、头目，再通过心肺的作用化生气血，以营养全身，并维持人体内脏位置相对恒定的作用。脾的运化功能的特点是以上升为主，故说"脾气主升"。而上升的是精微物质，所以说"脾主升清"。脾之升清，是和胃之降浊相对而言。脾宜升则健，胃宜降则和。脾气主升与胃气主降形成了升清降浊的一对相反相成的运动，它们既对立又统一，共同完成饮食物之消化吸收和输布。另一方面，脾胃之间的升降相因、协调平衡是维持人体内脏位置相对恒定的重要因素。脾气之升可以维持内脏位置恒定而不下垂。脾的升清功能正常，水谷精微等营养物质才能正常吸收和输布，化生充盛气血，从而使人体的生机盎然。同时，脾气升举，又能使机体内脏不致下垂。如脾气不能升清，水谷不能运化，气血生化无源，则可出现神疲乏力、眩晕、泄泻等症状。脾气升举无力而下陷，则可见久泄、脱肛，甚或内脏下垂等。

2. **脾喜燥恶湿**：是指脾喜燥洁而恶湿浊的生理特性。脾为太阴湿土之脏，胃为阳明燥土之腑。"太阴湿土，得阳始运；阳明燥土，得阴自安，此脾喜刚燥，胃喜柔润也"（《临证指南医案·卷二》）。脾喜燥恶湿，与胃喜润恶燥相对而言。脾能运化水湿，以调节体内水液代谢的平衡；脾虚不运则最易生湿，而湿邪过胜又最易困脾。"湿喜归脾者，以其同气相感故也"（《临证指南医案·卷二》）。脾主湿而恶湿，因湿邪伤脾，脾失健运而水湿为患者，称为"湿困脾土"，可见头重如裹、脘腹胀闷、口黏不渴等症。若脾气虚弱，运化无权而水湿停聚者，称"脾虚生湿"，可见肢倦、纳呆、脘腹胀满、痰饮、泄泻、水肿等。

脾为阴脏，属湿土。水得温则行，遇寒则凝，故脾之运化水湿功能的正常发挥，需靠阳气的推动。而脾之阳气常易衰，阴气常易盛。脾阳虚衰，最易引起湿邪内困，故脾易感湿邪。而外在湿邪侵犯人体，最易损伤脾阳，致寒湿内阻。内湿、外湿皆易困遏脾气，致使脾气不升，影响正常功能的发挥，故脾具有恶湿的特性。

（四）脾经的循行路线

足太阴脾经，起于足大趾末端，沿大趾内侧赤白肉际，经过大趾本节后的第一跖趾关节后面，上行至内踝前面，再沿小腿内侧胫骨后缘上行，至内踝上 8 寸交于足厥阴肝经前，再沿膝股部内侧前缘上行，进入腹部，属脾络胃，再经过横膈上行，夹咽部两旁，连系舌根，散于舌下。其分支：从胃上膈，注入心中。主治胃脘痛、呕吐、嗳气、腹胀、便秘、便溏等。

二、胃

胃，又称胃脘，主受纳腐熟水谷，为水谷之"太仓"。胃为燥土属阳，以通降为顺，与脾以膜相连相表里，与脾同居中土。

（一）胃的形态结构

胃位于膈下，腹腔上部，上接食道，下通小肠。胃分上、中、下三部：胃的上部为上脘，包括贲门；下部为下脘，包括幽门；上下脘之间名为中脘。贲门上接食道，幽门下接小肠，为饮食物出入胃腑的通道。胃的外形为曲屈状，有大弯、小弯。如《灵枢·肠胃》中记载："胃纡曲屈。"

（二）胃的生理功能

1. **胃主受纳水谷**：受纳是接受和容纳之意。胃主受纳是指胃接受和容纳水谷，饮食入口，经过食道，容纳并暂存于胃，故称胃为"太仓""水谷之海"。"胃司受纳，故为五谷之府"（《类经·藏象类》）。机体的生理活动和气血津液的化生，都需要依靠饮食物的营养，所以又称胃为"水谷气血之海"。胃主受纳功能是胃主腐熟功能的基础，也是整个消化功能的基础。胃主受纳功能的强弱，取决于胃气的盛衰，反映于能食与不能食。能食，则胃的受纳功能强；不能食，则胃的受纳功能弱。若胃有病变，影响胃的受纳功能，出现纳呆、厌食、胃脘胀闷等症状。

2. **胃主腐熟水谷**：腐熟是饮食物经过胃的初步消化，形成食糜的过程。胃主腐熟指胃气将饮食物初步消化变为食糜的作用。"中焦者，在胃中脘，不上不下，主腐熟水谷"（《难经·三十一难》）。胃接受由口摄入的饮食物并使其在胃中短暂停留，进行初步消化，将水谷变成食糜。饮食物经过胃的腐熟作用，其精微物质由脾之运化而营养周身，未被消化的食糜则下行于小肠。如果胃的腐熟功能低下，会出现胃脘疼痛、嗳腐食臭等食滞胃脘之候。

胃主受纳和腐熟水谷的功能，必须和脾的运化功能相配合，才能顺利完成。故《注解伤寒论》中云："脾，坤土也。坤助胃气消腐水谷，脾气不转，则胃中水谷不得消磨。"脾胃密切合作，胃司受纳，脾司运化，一纳一运，才能使水谷化为精微，以化生气血津液，供养全身，故脾胃合称为"后天之本""气血生化之源"。人以水谷为本，人绝水谷则死，饮食营养和脾胃的消化功能，对人体生命和健康至关重要。

人以胃气为本，胃气强则五脏俱盛，胃气弱则五脏俱衰，有胃气则生，无胃气则死。所谓胃气，其含义有三：一是指胃的生理功能和生理特性。胃为水谷之海，有受纳腐熟水谷的功能，又有以降为顺、以通为用的特性。这些功能和特性的统称，谓之胃气。二是指脾胃功能在脉象上的反映，即脉有从容和缓之象。脾胃有消化饮食、摄取水谷精微以营养全身的重要作用，而水谷精微又是通过经脉输送的，故胃气的盛衰有无，可以从脉象表现出来。有胃气之脉以和缓有力、不快不慢为其特点。三是泛指人体的精气。"胃气者，谷气也，荣气也，运气也，生气也，清气也，卫气也，阳气也"（《脾胃论·脾胃虚则九窍不通论》）。胃气可表现在食欲、舌苔、脉象和面色等方面。一般以食欲如常，舌苔正常，面色荣润，脉象从容和缓，不快不慢，称之为有胃气。胃气影响整个消化系统的功能，直接关系到整个机体的营养来源，胃气的盛衰有无，关系到人体的生命活动和存亡，在人体生命活动中，具有十分重要的意义。无论是养生防病还是临床治疗，要时刻注意保护胃气。临床上，以胃气之有无作为判断疾病预后吉凶的重要依据，即有胃气则生、无胃气则死。保护胃气，就是保护脾胃的功能。

（三）胃的生理特性

1. 胃主通降： 与脾主升清相对。胃主通降是指胃腑的气机宜通畅、下降的特性。《医学入门·脏腑》言："凡胃中腐熟水谷，其滓秽自胃之下口，传入于小肠上口。"饮食物入胃，经过胃的腐熟，初步进行消化之后，必须下行入小肠，再经过小肠的分清泌浊，其浊者下移于大肠，形成粪便排出体外，从而保证了胃肠虚实更替的状态。这是由胃气通畅下行作用而完成的。故《素问·五脏别论》曰："水谷入口，则胃实而肠虚；食下，则肠实而胃虚。"《灵枢·平人绝谷》中提到："胃满则肠虚，肠满则胃虚，更虚更满，故气得上下。"所以，胃贵乎通降，以下行为顺。胃的通降作用，还包括小肠将食物残渣下输于大肠和大肠传化糟粕的功能在内。脾宜升则健，胃宜降则和，脾升胃降，彼此协调，共同完成饮食物的消化吸收。中医的藏象学说以脾胃升降来概括整个消化系统的生理功能。

胃之通降是降浊，降浊是受纳的前提条件。脾胃居中，为人体气机升降的枢纽，胃失通降，出现纳呆脘闷、胃脘胀满或疼痛、大便秘结等胃失和降之症，或恶心、呕吐、呃逆、嗳气等胃气上逆之候。胃气不降，中焦不和，影响六腑的通降，甚至影响全身的气机升降，从而出现各种病理变化。

2. 胃喜润恶燥： 是指胃喜滋润而恶燥烈，与脾喜燥恶湿相对而言。胃为阳腑，属燥土，所谓"喜润"，意为喜水之润，所谓"恶燥"，意为恶其太过之燥。运气学说认为：风寒热火湿燥六气分主三阴三阳，即风主厥阴，热主少阴，湿主太阴，火主少阳，燥主阳明，寒主太阳。三阴三阳之气又分属五运，即厥阴风气属木，少阴热气属君火，少阳火气属相火，太阴湿气属土，阳明燥气属金，太阳寒气属水。此为六气分阴阳，即燥主阳明，指运气而言。人与天地相应，在人体，阳明为六经之阳明经，即足阳明胃经、手阳明大肠经。

胃与大肠皆禀燥气。火就燥，水就湿，阳明燥土必赖太阴湿土以济之，则水火相济，阴阳平衡，胃能受纳，腐熟水谷而降浊。概言之，胃喜润恶燥的特性，源于运气学说中的标本中气理论，即"阳明之上，燥气治之，中见太阴"（《素问·六微旨大论》）。胃禀燥之气化，方能受纳腐熟而主通降，但燥赖水润湿济为常。所谓"恶燥"，恶其太过之谓。"喜润"，意为喜水之润。胃禀燥而恶燥，赖水以济燥。胃之受纳腐熟，不仅赖胃气的推动，更需胃中津液的濡润。胃中津液充足，方能消化水谷，维持其通降下行之性。胃为阳土，喜润而恶燥，故其病易成燥热之害，胃阴每多受伤。所以，在治疗胃病时，要注意保护胃阴，即使必用苦寒泻下之剂，也应中病即止，以祛除实热燥结为度，不可妄施苦寒以免化燥伤阴。

总之，胃喜润恶燥之性，主要体现在两个方面：一是胃气下降必赖胃阴的濡养；二是胃之喜润恶燥与脾之喜燥恶湿，阴阳互济，从而保证了脾升胃降的动态平衡。

（四）胃经的循行路线

足阳明胃经起于鼻旁，上行至鼻根，与足太阳经脉相交会，再沿鼻的外侧下行，入上齿龈中，返回环绕口唇，入下唇交会于承浆穴，再向后沿着下颌下缘，至大迎穴，再沿下颌角至颊车穴，上行耳前，过足少阳经的上关穴处，沿发际至额颅。

面部分支：从大迎前方下走颈动脉部，沿喉咙入缺盆，下横膈，入属于胃，络于脾。

缺盆部直行脉：从缺盆沿乳房内侧下行，经脐旁到下腹部的气街。

胃下口分支：沿腹内下行，至气街部与直行脉会合。再由此经髀关穴、伏兔穴下行至膝关节中。再沿胫骨外侧前缘下行，经足背到第二足趾外侧（厉兑穴）。

胫部分支：从膝下 3 寸足三里穴分出，下行至中趾外侧端。

足背分支：从足背分出，沿足大趾内侧直行至末端，与足太阴脾经相接。

主治肠鸣、腹胀、胃痛、呕吐、口渴、食欲不振、腹胀、噎膈等。

三、脾与胃的关系

脾与胃同为后天之本，在五行同属土，位居中焦，以膜相连，通过经络互相络属而构成脏腑表里配合关系。脾胃在饮食物的受纳、消化、吸收和输布的生理过程中相互配合，起到至关重要的作用。脾与胃之间的关系，具体表现在纳与运、升与降、燥与湿三个方面。

（一）纳运相得

胃纳脾运、化生精微，胃主受纳，脾主运化。胃的受纳和腐熟，是为脾之运化奠定基础；脾主运化，消化水谷，转输精微，是为胃继续纳食提供能源。两者密切合作，才能完成消化饮食、输布精微，发挥供养全身之用。故隋·巢元方在《诸病源候论·脾胃诸病候》中云："脾者脏也，胃者腑也，脾胃二气相为表里，胃受谷而脾磨之，二气平调则谷化而能食。""胃司受纳，脾主运化，一运一纳，化生精气"（《景岳全书·脾胃》）。

胃接纳由口而入的食物使之得到初步消化，是脾吸收转输的前提。精微物质通过脾的运化功能运送到人体的各部，以滋养五脏六腑、四肢百骸。正如《素问·厥论》所说"脾主为胃行其津液者也"，只有纳运功能协调正常，精微物质才能源源不断，人体之气血才能充盈，人体精力旺盛。故《中藏经》有"胃气壮，则五脏六腑皆壮"之说。

（二）升降相因

升为升清，降为降浊，纳食主胃，运化主脾，脾宜升则健，胃宜降则和。脾胃同居中焦，为人体气机上下升降之枢纽。脾主升清，脾吸收水谷精微，向上输送到心肺，并借助心肺的作用以供养全身，故称"脾气主升"。胃主降浊，乃胃将受纳的饮食物初步消化后，向下传送到小肠，并通过大肠使糟粕浊秽排出体外，从而保持肠胃虚实更替的生理状态，故为"胃气主降"。脾胃健旺，升降相因，是胃主受纳、脾主运化的正常生理状态。是故《临证指南医案·卷二》言"脾胃之病，固当详辨，其于升降两字，尤为紧要"。

人体新陈代谢的过程，是气机升降出入的过程。脾主升清，则水谷精微得以输布，胃主降浊，则水谷及其糟粕才得以下行。脾胃的一升一降，相反相成，成为人体气机升降运动的枢纽。《医学求是》说："脾以阴土而升于阳，胃以阳土而降于阴。""五行之升降……升则赖脾气之左旋，降则赖胃气之右旋。"气机的升降，虽然脏腑各有不同，但皆以脾胃为升降运动之枢纽。二者升清降浊既对立又统一，共同完成饮食物之消化吸收和输布。即胃降浊功能正常，不断将糟粕排出，才能容纳更多的新鲜食物，才能源源不断提供脾所化之谷食，从而保证脾主升清功能正常。另一方面，脾胃之间的升降相因、协调平衡是维持人体内脏位置相对恒定的重要因素。脾气之升可以维持内脏位置之恒定而不下垂。

（三）燥湿相济

脾为阴脏，以阳气用事，脾阳健则能运化，故性喜温燥而恶阴湿。胃为阳腑，赖阴液滋润，胃阴足则能受纳腐熟，故性柔润而恶燥。故《临证指南医案·卷二》中曰："太阴湿土，得阳始运，阳明燥土，得阴自安。以脾喜刚燥，胃喜柔润故也。"燥湿相济，脾胃功能正常，饮食水谷才能消化吸收。胃津充足，才能受纳腐熟水谷，为脾之运化吸收水谷精微提供条件。脾不为湿困，才能健运不息，从而保证胃的受纳和腐熟功能不断地进行。由此可见，胃润与脾燥的特性是相互为用、相互协调的。因此，脾胃在病变过程中，往往表现在纳运失调、升降反常和燥湿不济三个方面。

脾燥胃润，刚柔相济。脾为脏属阴，喜燥恶湿；胃为腑属阳，喜润恶燥，二者燥湿之性虽不同，但其又相互制约，相互为用。脾之津液上升，不使胃燥太过；胃腑保持燥土，不使水湿过多下降而困脾。一刚一柔，升降相济，保持生理功能正常运行，即胃无燥则无以受纳腐熟水谷，脾无湿则不能运化水谷，化生精微。由此，脾胃燥湿相济，阴阳结合，方能完成饮食物的传化过程。

第三节　脾胃与其他脏腑、经络之间的生理关联

人体脏腑是一个有机整体，脏腑功能协调，共同完成人体生命过程中复杂的生理功能。脾胃与其他脏腑在生理功能上具有密不可分的关系。

一、脾与心

脾与心的关系，主要体现在血液生成与运行方面的相互为用，相互协同。

（一）血液生成

脾主运化而为气血生化之源，水谷精微经脾转输至心肺，贯注于心脉而化赤为血。心主血脉，心生血养脾以维持其运化功能。若脾失健运，化源不足，可导致血虚而心失所养。劳神思虑过度，不

仅暗耗心血，又可损伤脾气，形成心脾两虚证。临床常见眩晕，心悸，失眠多梦，腹胀食少，体倦乏力，精神萎靡，面色无华等症，治之以补养心脾的归脾汤之类。

（二）血液运行

血液在脉内循行，既赖心气的推动，又靠脾气的统摄，方能循经运行而不逸于脉外，血能正常运行而不致脱陷妄行，主要靠脾气的统摄。心主行血与脾主统血相反相成、协调平衡，维持着血液的正常运行。临床上，若心气不足，行血无力；脾气虚损，统摄无权，均可导致血行失常，或见气虚血瘀，或见气不摄血的出血。

（三）神志活动

心藏神，在志为喜；脾藏意，在志为思。心藏神强调心对各种精神活动的统领。如《灵枢·口问》说："心者，五脏六腑之大主也，精神之所舍也。"心神失常，可波及他脏诸神产生变动。故五脏藏神，心为主导。脾藏意，指脾具有思维、记忆、意念的功能。脾气健运，营气化源充足，气血充盈，表现出思路清晰，意念丰富，记忆力强。人身以气血为本，精神为用。血气者，身之神。心生血而主血脉，脾胃为气血生化之源，生血而又统血。血为水谷之精气，总统于心而生化于脾。血之与气，一阴一阳，两相维系，气能生血，血能化气，气非血不和，血非气不运。气血冲和，阴平阳秘，脾气健旺，化源充足，气充血盈，充养心神，则心有所主。心血运于脾，心神统于脾，心火生脾土，脾强则能主运化，而生血统血。

二、脾与肺

脾主运化，为气血生化之源；肺司呼吸，主一身之气。脾主运化水饮，肺主行水，通调水道，所以脾和肺的关系，主要表现在气的生成和津液代谢两个方面。

（一）气的生成

肺主气，司呼吸，吸入自然界清气；脾主运化而化生水谷精气，上输于肺，两者结合化为宗气。宗气与元气合为一身之气，肺司呼吸和脾主运化功能是否健旺与一身之气的盛衰有密切关系。后天之气的盛衰，主要取决于宗气的生成。脾主运化，为气血生化之源，但脾所化生的水谷之气，必赖肺气的宣降才能敷布全身。肺在生理活动中所需要的精微，又要靠脾运化以成，故脾能助益肺气。因此，肺气的盛衰在很大程度上取决于脾气的强弱，故有"肺为主气之枢，脾为生气之源"之说。肺气虚累及脾，脾气虚影响肺，终致肺脾两虚之证，可见咳嗽气短、食少倦怠、腹胀便溏等症状。

（二）津液代谢

肺气宣降主行水，使津液正常输布与排泄；脾主运化水饮，上输于肺，或脾气散精，使津液正常生成与输布。脾之运化水湿赖肺气宣降的协助，而肺之宣降又靠脾之运化以资助。脾肺两脏协调配合，相互为用，是保证津液正常输布和排泄的主要环节。病变时两脏相互影响，均导致津液输布失常。如果脾失健运，水湿不化，津液停聚，影响肺气宣降；肺失宣降，水道不畅，水湿困脾。反之，肺病日久，又可影响于脾，导致脾运化水湿功能失调。故有"脾为生痰之源，肺为贮痰之器"之说。

三、脾与肝

肝主疏泄，脾主运化；肝藏血，脾统血。因此，脾与肝的关系主要表现为运化与疏泄相互为用、统血与藏血之间的相互协调关系。

（一）运化与疏泄互用

肝主疏泄，调畅气机，协调脾胃升降，并且泌泄胆汁，泄于肠道，促进脾胃运化功能；脾气健运，水谷精微充足，气血生化有源，肝得以濡养而使肝气冲和条达，有利于疏泄功能的发挥。脾得肝之疏泄，则升降协调，运化功能健旺。脾主运化水谷精微，以化气血。脾气健运，水谷精微充足，气血之源充盛，方能不断地输送和滋养于肝，肝之用得以正常发挥。反之，肝之疏泄功能正常，则脾胃升降适度，脾之运化也就正常。若肝失疏泄，气机郁滞，易致脾失健运，可出现精神抑郁，胸闷太息，纳呆腹胀，肠鸣泄泻等肝脾不调之证。

（二）统血与藏血协调

血液的循行，虽由心所主持，但与肝、脾有密切的关系。肝主疏泄，调畅气机，促进血行；肝藏血，调节血量，防止出血，有助于脾；脾气健运，为气血生化之源，脾统血，防止血液逸出脉外，则肝有所藏。肝脾相互协作，共同维持血液的正常运行。肝主藏血，脾主统血。脾之运化，赖肝之疏泄，而肝藏之血，又赖脾之化生。脾气健运，血液的化源充足，血旺气充，则肝有所藏，既能濡养肝体和筋目，又能根据人体生理活动的需要来调节血液。肝主藏血，调节血量，防止出血，有助于脾气统摄血液。脾气虚弱，则血液生化无源而血虚；或统摄无权而出血，均可导致肝血不足。此外，肝不藏血与脾不统血同时并见，临床可见各种虚性出血。

四、脾与肾

脾为后天之本，肾为先天之本，脾与肾在生理上的关系主要反映在先后天相互资生和水液代谢方面。

（一）先后天相互资生

脾与肾之间存在先天促后天，后天养先天的关系。肾藏精，元气根于肾，为先天之本，是生命活动的原动力。脾主运化水谷精微，化生气血，为后天之本；元气盛则脾气健旺，运化水谷精微。脾化生后天之精，不断输送至肾，充养先天之精使之生化不息。脾的运化，必须得肾阳的温煦蒸化，始能健运。若脾虚后天之精乏源，不能充养先天，可见生长发育迟缓或早衰，或生殖功能异常等肾精亏虚病证；肾精不足，元气虚衰，脾气运化失常，后天之本不固。肾阳为脏腑阳气的根本，脾阳根于肾阳，行温煦四末、运化水谷之职。肾阳虚，不能温助脾阳；或脾阳虚，累及肾阳，均可致脾肾阳虚，见肢冷畏寒、腹部冷痛、面色苍白，或下利清谷、五更泄泻等。

（二）津液代谢

肾主水，司开阖，主持调节全身津液代谢，肾之气化促进脾气运化水液；脾主运化，输布津液，使肾升清降浊得以实现，防止水湿集聚。脾肾协调，与其他相关脏腑共同维持水液代谢的平衡。脾失健运，水湿内生，可发展至肾虚水泛；而肾虚气化失司，水湿内蕴，也可影响脾的运化，导致尿少浮肿、腹胀便溏、畏寒肢冷等脾肾两虚之证。

五、脾胃与胞宫、冲任二脉

脾主运化，为气血生化之源，主统血。血和调于五脏，洒陈于六腑，在女子，则上为乳汁，下为月经。胞宫和脾的关系，主要表现在经血的化生与固摄两个方面。脾气健运，化源充足，统摄有权，则经血藏泄正常。冲脉、任脉皆起于胞中，上循背里，为经络之海。冲脉"渗诸阳""渗三阴"，与十二经相通，足太阴脾经与冲脉交会于"三阴交",与任脉交会于"中极";足阳明胃经与冲脉交会于"气冲",与任脉交会于"承浆"。是故脾胃经脉通过冲、任二脉与胞宫相联系。

任脉主一身之阴,为"阴脉之海"。任脉为人体妊养之本而主胞宫。冲为血海,任主胞胎,冲任气血是脏腑之血有余而溢,为十二经气血汇聚之所,是全身气血运行的要冲,又有"冲脉隶属于阳明"之说。脾胃是气血化生之本,冲任得脾胃精气以濡养,故胞宫及冲任二脉的生理功能皆以脾胃为基础。

第二章 脾胃病病机概述

第一节 脾病的病机

　　脾病主要病理为运化、升清、统血功能的失常，其常见的症状有腹胀、便溏、食欲不振、浮肿、内脏下垂、慢性出血等。脾病病机多见饮食水谷运化功能减退，血液的生成和运行障碍，以及水液代谢失调等，脾气亏虚为脾病的最基本病理变化。脾运湿而恶湿，脾气亏虚则易生湿，湿盛又易困脾，故脾虚湿盛为脾病的病理特点。脾为太阴湿土，脾的功能以脾的阳气为要，故脾的运化功能障碍，主要责之于脾的阳气虚损，失于升清，运化无权。脾的统血功能，实际上是脾的阳气温运和固摄作用的体现。故脾的病理变化又有脾之阳气失调、气不摄血的类型。

一、脾阳失调

　　脾阳失调主要表现在脾气虚弱、脾虚气陷、脾阳虚衰及脾虚湿困等几个方面。

（一）脾气虚弱

　　脾气虚弱，又称脾气虚、脾胃虚弱、脾气不足、中气不足。多因饮食不节，或忧思日久，或禀赋不足、素体脾虚，或劳倦过度，或年老体衰，或久病耗伤，调养失慎，皆可损伤脾气，使其运化水谷、水湿，以及化生气血的功能减退，导致脾气虚衰。

脾气虚的病机特点：以脾的运化功能衰退，即脾失健运为主，多表现为消化吸收能力减弱，水谷饮食精微输布和气血化生能力不足等脾气不足和后天精气亏乏的病理改变。脾气虚弱可以引起以下病理变化。

1. 脾虚失运：脾气虚弱，运化无权，水谷不化，表现为食欲不振、纳食不化、腹胀便溏，食后脾气益困，故腹胀愈甚。脾虚失于运化水液，水湿不运，充斥形体，泛溢肌肤，可见肢体浮肿或形体肥胖。

2. 气血双亏：脾失健运日久，气血化源不足，肢体、肌肉、颜面、舌失于充养，可现面色萎黄，消瘦，少气懒言，四肢倦怠乏力等全身气血不足之候。

3. 脾不统血：脾气虚不能统摄血液，则可出现便血、月经淋漓不断或忽然大下、月经过多、肌衄等各种慢性出血现象，称为脾不统血。临床上具有脾虚、血虚和出血的病理改变特征。

（二）脾虚气陷

脾虚气陷，又称中气下陷，是指脾气虚弱，升举无力而反下陷，以眩晕、泄泻、脘腹重坠、内脏下垂及气虚症状为主要表现的证候。多由脾气虚进一步发展而来，或久泄久痢，或劳累太过，或妇女孕产过多，产后失于调护等损伤脾气，清阳下陷所致。脾主升清，脾气虚，不能将水谷精微吸收并上输头目，头目失养，见眩晕，水谷精微不能上升而下陷及脾虚水湿不化，清浊混杂，下注于肠道，见泄泻，精微不得输布，前走膀胱，见小便混浊如米泔；脾主升举，脾气亏虚，升举无力，气坠于下，故脘腹重坠作胀，食后益甚，中气下陷，内脏失于举托，见便意频数，肛门重坠，或脱肛，或见胃、肾、子宫等脏器下垂。

（三）脾阳虚衰

脾阳虚衰，又名脾阳虚、中阳不振、脾胃阳虚，是指脾阳虚衰，阴寒内生，以纳少、腹胀、腹痛、便溏及阳虚症状为主要表现的证候。多由脾气虚进一步发展而来，或因过食生冷，过用苦寒，外寒直中，久之损伤脾阳，或肾阳不足，命门火衰，火不温土，脾失温煦所致。其病机特点为中焦阳气衰退。因虚寒内生，寒凝气滞，故腹痛绵绵，喜温喜按；脾阳虚衰，运化失权，则见纳少，腹胀，大便清稀，完谷不化；脾阳不足，温煦失职，见形寒肢冷、脘腹冷痛、饮食喜热；或温化水湿功能减退，水湿停聚于内，或生痰成饮，或水泛肌肤，见肢体浮肿，小便短少；水湿下注，带脉不固，见带下清稀，色白量多；脾阳不振，久罹不愈，每易累及肾，终致脾肾阳虚。

（四）脾虚湿困

脾主运化水湿，脾气亏虚则水湿不运而困于脾，又反而影响脾之运化，故脾虚湿困是由脾气虚、脾阳虚导致内湿阻滞的一种病理变化。其临床特点：除具脾气虚征象外，尚有脘腹冷痛、四肢困倦、纳食减少、口淡乏味或口黏不渴，甚或恶心欲吐、大便不实，甚或浮肿，苔白腻等病理现象。脾为湿困，则更进一步阻碍了脾之气机枢转、升清功能，湿邪日增而脾气益虚，往往成为虚实交错的病理改变。且湿邪内蕴，有湿从寒化和湿从热化两种倾向。若素体脾阳不振，每易从阴化寒，形成寒湿困脾之证；若素体阳盛，每易从阳化热，或寒湿郁久化热，从而形成脾胃湿热之候。但湿为阴邪，其性黏滞，湿盛则阳微，故以湿从寒化为主要病理发展趋势。若因淋雨涉水、气候阴冷潮湿、居处潮湿等外感寒湿，或过食肥甘、生冷等内生寒湿，以致寒湿内盛，困阻脾阳，运化失职，见脘腹痞闷、纳呆、便溏、身重与寒湿内盛症状。若因外感湿热之邪，或嗜食肥甘厚味，饮酒无度，酿成湿热，内蕴脾胃，见腹胀、纳呆、口苦、渴不多饮等症。临证时，应根据外湿、内湿与脾之间的相互关系，分清脾虚与湿阻的孰轻孰重、主次先后，从而对其病机做出正确判断。

二、脾阴失调

脾阴失调是指脾的阴液不足，即脾阴虚而言。脾阴虚多由饮食不节，如恣食辛辣、香燥及酗酒等，导致火热伤中，耗伤脾阴，或积郁忧思，内伤劳倦等，使虚火妄动，消烁阴津，暗伤精血，从而损及脾阴，或因肾水亏乏，不能滋脾而致脾阴不足。此外，湿、火、燥等邪气久羁中州，或长期妄服刚燥辛烈之品等，亦可导致脾阴亏损。脾阴虚以食欲减退、唇干口燥、大便秘结、胃脘灼热、形体消瘦、舌红少苔等为主要临床表现。

综上所述，脾气虚为脾功能失调的最基本的病理变化，主要以消化吸收功能减退为主，并伴有全身性气虚表现。脾阳虚常是脾气虚进一步发展的病理结果，亦可因过食生冷，或过服寒凉药物，直接损伤脾阳而成。脾阳虚常累及肾阳而成脾肾阳虚之候。脾阳虚不仅有脾气虚的表现，且常表现为温煦功能减退，寒从中生。脾气下陷或中气下陷、气虚下陷，多由脾气脾阳不足，中气虚损，或久泄久利，或劳倦过度，损伤脾气，因而使脾气虚衰，功能减退，脾气升举无力，反而下陷所致，常为全身气虚的一个方面，主要表现为气虚和气陷两种病理变化。脾不统血，多由脾气虚弱，统摄无权所致，其病机主要在于气不摄血，故临床表现除见脾气虚或脾阳虚征象外，还有各种出血等。脾阴不足是脾的阴液不足，常与胃阴不足相兼出现。

第二节　胃病的病机

胃的功能失调，主要表现为受纳和腐熟功能异常，以及胃失和降而胃气上逆等。常见症状有胃脘胀痛、恶心、呕吐、呃逆、嗳气，以及大便秘结或臭秽等。胃病的病机类型有虚有实，或寒或热。

一、胃气虚

胃气虚是胃气虚弱，胃失和降，以纳少、胃脘痞满、隐痛及气虚症状为主要表现。多因饮食不节，劳逸失度，久病失养，损伤胃气所致。其病理变化：一是受纳功能减退而胃脘满闷、胃纳不佳、饮食乏味，甚则不思饮食等；二是胃气虚弱，失于通降，胃气上逆，而现嗳气、呃逆、恶心、呕吐等症。胃气虚弱，失于和降，气滞于中，则胃脘痞满，隐痛，按之胃气暂得以通畅，故喜按。胃气虚弱，受纳、腐熟功能减退，见纳少；胃气虚弱，失于和降，见嗳气，久病胃气不复，也可导致胃气虚。由于脾胃关系极为密切，病理上相互影响，故临床上胃气虚多与脾气虚并见，而称为脾胃气虚。

二、胃阴虚

胃阴虚是指胃阴亏虚，胃失濡润、和降，以胃脘隐隐灼痛、饥不欲食为主要表现。多由过食辛辣食物或服食某些药物，或情志不遂，气郁化火，火热之邪损伤胃中津液，或温热病后期，吐泻太过，耗伤胃津；或久病不复，消烁阴液所致。其病理变化：其一，受纳、腐熟功能减退，如胃脘灼痛，饥不欲食，或食后饱胀；胃失和降，胃气上逆，则脘痞不舒、泛恶干呕、呃逆。其二，阴津亏损，虚热内扰，如口舌干燥、小便短少、大便秘结、舌红少津，苔少或光红少苔、脉细数。

三、胃阳虚

胃阳虚是指胃阳不足，胃失温养，以胃脘冷痛及阳虚证为主要表现。多由过食生冷，或过用苦寒，久病失养，其他脏腑病变伤及胃阳，或胃阳素虚所致。胃阳不足，虚寒内生，寒凝气机，故胃脘冷痛，性属虚寒，其痛绵绵不已，时作时止，得温可使胃得暂时温养、气机暂时疏通，故疼痛多于食后缓解，喜温喜按。胃阳虚失于温化水液，津液内停，上逆于口，见泛吐清水或夹有不消化食物。胃阳虚，受纳腐熟功能减退，见纳少脘痞，阳虚内寒，津液未伤，则口淡不渴。阳虚气弱，推动、温煦功能减退，则见倦怠乏力、畏寒肢冷等阳虚之象。

四、寒滞胃脘

寒滞胃脘指寒邪犯胃，阻滞气机，以胃脘冷痛、恶心呕吐及实寒症状为主要表现。多由过食生冷，或寒邪犯胃所致。其病理变化：其一，寒邪伤阳，消化能力减退，常表现为腐熟能力不足，不能正常消化水谷，多见恶心呕吐、泛吐清水等饮食不化的病理变化；其二，寒性凝滞，侵袭中焦，气机阻滞，则见胃脘冷痛，或突发拘急作痛，口淡不渴。

五、胃热炽盛

胃热炽盛是指火热壅滞于胃，胃失和降，以胃脘灼痛、消谷善饥及实热症状为主要表现。多因胃阳素盛与情志郁火相并，或因热邪入里，胃火亢盛，或五志过极，化火犯胃，或因嗜食辛辣炙煿之品，化热伤胃所致，以阳盛阴虚，胃腑功能亢进，火热蕴盛为其病理特点。主要病理变化：一是腐熟功能亢进，热能消谷，胃火亢盛，故消谷善饥；二是胃失和降，可见口苦、恶心、呕吐；三是胃火上炎，或为齿龈肿痛，或为衄血，火热蕴盛，灼伤胃络，则可见呕血等。

六、食滞胃脘

食滞胃脘是指饮食停积胃脘，以胃脘胀满疼痛拒按、嗳腐吞酸、泻下臭秽及气滞症状为主要表现。多因暴饮暴食，食积不化，或因素体胃气虚弱，稍有饮食不慎，即停滞难化而成。食积胃脘，胃失和降，气机不畅，故胃脘胀满疼痛、拒按；食积于内，腐熟不及，则拒于受纳，而恶食物；胃失和降，胃气上逆，胃气夹积食、浊气上逆，见嗳腐吞酸，或呕吐酸馊食物，吐后胃气暂得通畅，故胀痛得减；积食下移肠道，阻塞气机，见腹胀腹痛，肠鸣泻下，矢气多而臭如败卵。

第三节 脾与胃病理上的关系

脾与胃相表里，病理上相互影响，表现为纳运失调、升降失常、燥湿不济等。

一、纳运失调

胃主纳，脾主运，一纳一运，密切配合，则消化功能正常。胃不能受纳腐熟水谷，则食欲减退，或嘈杂易饥。脾失健运，则出现食欲不振、食后饱胀、大便溏泄。胃主受纳，脾主运化。食而不化，责在脾；不能食，责在胃。但是，由于脾与胃在病理状态下互相影响，故脾胃纳运失调的症状，往往同时并见，其治亦须调脾理胃，两者兼顾。

脾的运化功能与胃的受纳功能二者相辅相成。纳食主胃,运化主脾,脾运正常则水谷精微得以吸收输布,五脏六腑、经络百骸得以濡养,而胃也得以濡养。胃纳正常则为脾之运化提供源源不断的原料,故胃纳正常是保障脾运健旺的前提。脾不运化,胃不受纳,则饮食物不能正常消化吸收。胃主纳喜通利而恶壅滞,病理上因"滞"而病,胃纳失常,则表现为脘胀、不能食、嗳气、呕吐、嘈杂或多食善饥;而脾病理上因"湿"为病,若湿困脾土,运化失职则表现为脘腹痞闷、泛恶口腻或肢困肢肿、便溏苔腻。总之,脾运失司,致胃纳失常;胃不受纳,则脾无以运。二者病理上相互影响。

二、升降失常

胃失和降与脾气不升相互影响。脾气上升需胃阳之助,胃气下降需脾阴之濡。胃气不降多以实证为主,脾气不升多以虚证为主。胃气主降,若胃气不降而上逆则呕吐、呃逆,且属火热者多。脾主升清,若脾气不升,中气下陷,出现泄泻、脱肛、内脏下垂。脾升胃降相反相成,所以清气不升,必致浊气不降,浊气不降,也必致清气不升。其治疗须健脾和胃、益气消导,以恢复脾胃升降为要。

三、燥湿不济

脾喜燥恶湿,胃喜润恶燥,燥湿适度,水谷乃化。脾为太阴湿土,得阳始运。湿邪困脾,脾阳受困,水湿停滞为患;脾失健运,水不化津,也易生湿。脾湿太过,则湿留于肠间为肿满、泄泻、黄疸等,下注于阴户则为带下。正如《素问·至真要大论》所说"诸湿肿满,皆属于脾"。故脾病多寒多湿,脾湿太过,以邪实为主,药宜温燥。胃为阳明燥土,得阴自安。因过食辛辣燥烈,停于胃内,积滞化火,或情志不遂,肝郁化火犯胃,火热邪易于伤津,灼伤胃津形成胃燥；或因频繁呕吐，耗损胃津，也会出现燥象。若胃燥下劫脾阴，易致便秘，故胃病多热多燥，胃燥太过，以阴虚为主，药宜凉润。脾病可以及胃，胃病可以及脾。脾胃在病理上相互关联、相互影响。

总之，脾与胃，纳运协调，升降相因，燥湿相济，以维持饮食物的消化和水谷精微的吸收、输布的功能活动。如果脾胃纳运失调，升降失常，燥湿不济，也会相互影响，导致消化功能失常，产生各种病变。

第四节　脾胃与其他脏腑的病理关联

李东垣认为"内伤脾胃，百病由生"，强调脾胃的病理变化与其他脏腑有着相关的发病机理。脾胃之间的病理影响及二者对他脏所产生的影响乃疾病发生的根源。

一、脾胃与肝

肝藏血而主疏泄，脾统血而司运化。肝与脾胃之间的病理影响主要表现为饮食物消化吸收障碍和血液运行失调两方面。

（一）肝郁脾虚

肝郁脾虚证是指肝失疏泄，脾失健运所表现的症候，以胸胀痛、腹胀、便溏、情志抑郁症状为主要表现。多因情志不遂，郁怒伤肝，肝失条达而横乘脾土，或饮食劳倦，损伤脾气，脾失健运，土壅侮木，肝失疏泄所致。肝失疏泄，经气郁滞，故胸胁胀满窜痛；脾失健运，水谷不化，气滞湿阻，则腹胀纳呆，大便不爽，肠鸣矢气，或便溏；肝郁气滞，横逆犯脾，运化失调，则腹痛欲泻，泻后气机调畅，泻后痛减；肝失疏泄，则情志抑郁，善太息，若气郁化火，则急躁易怒等，为肝郁脾虚常见之征。

（二）肝胃不和

肝胃不和是指肝气郁结，横逆犯胃，胃失和降，以胁胀痛、嗳气、吞酸、情绪抑郁及气滞症状为主要表现。多因情志不舒，肝气郁结，横逆犯胃，胃失和降所致。肝气郁结，肝失疏泄，横逆犯胃，胃气郁滞，故胃脘、胁肋胀满疼痛，走窜不定；胃脘痞满，胃气上逆，胃失和降，见呃逆；肝胃气滞，郁而化火，故吞酸嘈杂；胃受纳失职，饮食减少；肝失疏泄，故情绪抑郁，善太息，甚则气郁化火，柔顺失和，则烦躁易怒。其辨证要点以脘胁胀痛、嗳气、吞酸、情志抑郁与气滞症状共见。

二、脾与肾

脾为后天之本，肾为先天之本，在病理上相互影响，互为因果。脾气虚弱，化源不足，易致肾精亏虚；肾阳不足，不能温煦脾阳，使脾阳不振，或脾阳久虚，进而损及肾阳，形成脾肾阳虚。主要表现在消化功能失调和水液代谢紊乱方面。

脾肾阳虚

脾肾阳虚是脾肾阳气亏虚，温化失职，虚寒内生，以久泄久痢、浮肿、腰腹冷痛及阳虚症状为主要表现。多因久病，耗伤脾肾之阳，或久泄久痢，脾阳损伤，不能充养肾阳，或水邪久踞，肾阳受损，不能温暖脾阳，终致脾阳、肾阳俱虚。肾阳亏虚，温煦失职，则腰膝、下腹冷痛；脾阳虚弱，运化失常，故久泄不止；黎明之前阳气未振，命门火衰，阴寒偏盛，故黎明前腹痛泄泻，完谷不化，便质清冷，发为五更泄泻。脾肾阳虚，不能温化水液，泛溢肌肤，故全身浮肿，小便不利；阳虚不能温煦全身，则形寒肢冷。脾虚不能制水，水湿壅盛，困遏脾阳，病久及肾，肾阳亦衰。肾阳不足，不能温煦脾土，脾阳益虚。其辨证要点是腰腹冷痛、久泄久痢、五更泄泻与虚寒症状共见。

三、脾与肺

肺主气，脾益气；肺主行水，脾主运化水湿。故脾与肺的病理关系主要表现在气的生成和水液代谢功能异常方面。

（一）脾肺气虚

脾气虚弱，运化失常，水谷精微化生不足而不得入肺以益气，导致肺气虚弱，出现食少、便溏、腹胀、少气懒言、咳喘痰多，甚则浮肿等脾虚肺弱之证；反之，肺病日久，耗损太过，影响及脾，脾因之而不能输布水谷精微，中焦失养，而现咳喘痰多、体倦消瘦、纳呆腹胀等肺虚脾弱、肺脾气虚证。所以，肺气久虚，在一般情况下，常用补脾的方法，使脾气健运，肺气便随之逐渐恢复，此之谓"虚则补其母""培土生金"，补母能令子实，扶脾即可保肺。

（二）湿聚成痰

脾失健运，水不化津，湿浊内生，聚为痰饮，影响肺的呼吸与宣降功能，而出现咳嗽、喘息、痰鸣等症。水液代谢，其标在肺，其制在脾。痰之动主于脾，痰之成贮于肺，故治应健脾燥湿，肃肺化痰。反之，肺气虚弱，失于宣降，不能通调水道以行水，导致水液代谢不利，水湿停聚，中阳受困，而出现水肿、倦怠、腹胀、便溏等湿困脾土之症。故中医学有"脾为生痰之源，肺为贮痰之器"的理论。五行之中土生金，若脾土久虚，土不生金，则肺金虚弱，而肺主卫外，肺气虚则卫气弱，易感外邪，抗病能力低下，易于感冒。

四、脾与心

心主血，脾统血，故在病理上表现为血的生成和运行两个方面之间的相互影响，主要有脾气亏虚、心血不足等。

（一）脾病及心

脾气虚弱，运化失职，则血的化源不足，或脾不统血，失血过多，都能影响心，导致心血不足。临床上，既有脾气虚弱之面黄、神疲、食少、便溏，以及其统摄失职之出血，又有心悸、失眠、健忘、脉细等心血不足之症。

（二）心病及脾

心行血以养脾，若思虑过度，耗伤心血；血虚无以滋养于脾，影响脾之健运，又会导致脾虚气弱，健运失司。临床上，既有心血不足之症，又有脾气虚衰之状。

不论是脾气虚而致心血不足，还是心气不足，心血亏损，影响脾之运化和统血之功能，心与脾，两者互相影响，终致心脾两虚之证。临床上，表现为脾气虚弱而食少、腹胀，心血不足而心悸，心神失养而失眠、多梦，以及全身气血双虚而眩晕、面色不华、体倦等。

另外，心主血液的运行，脾有统血之功，在心脾两脏的作用下，使血液沿着脉道正常运行，不致逸于脉外。当心脾功能失常时，则又会出现出血性病理改变。

第三章　女性生理特点及与脾胃的关系

第一节　女性生殖生理特点

一、女性一生分期及生理特点

　　女性一生可分为七个阶段：胎儿期、新生儿期、儿童期、青春期、性成熟期、绝经期和绝经后期。在这七个阶段中女性的生殖系统也逐渐发生变化，以适应各阶段生理的需要。

　　胎儿期：指从受精卵形成到胎儿娩出。其中，约从 8 周开始，性腺组织开始发育并形成卵巢结构。

　　新生儿期：指从胎儿出生到生后 28 天。在这一时期，女婴生殖系统的表现依赖于母体激素的刺激，通常有乳房发育及生理性阴道分泌物等表现。卵巢处于相对静止状态。

　　儿童期：指从出生 4 周至 12 岁左右。这一阶段，女性的性腺轴经历了从 8 岁前的抑制到 8 岁后的抑制解除两个阶段。新生儿出生后至 8 岁左右，由于从母体获得的性激素水平下降，而幼儿本身性腺未发育，没有或很少有雌激素的刺激作用，因而生殖系统没有特殊的发育。8 岁后，卵巢开始分泌性激素，刺激子宫、输卵管和卵巢进一步发育，但并未达到成熟状态。8 岁后生殖系统的发育只是在儿童身体增长中按比例增长。

青春期：指 10 ~ 19 岁。青春期是女性生殖系统发育的关键时期，主要变化是由雌激素分泌所引起，是由下丘脑 - 垂体 - 性腺轴之间的相互作用而产生。青春期生殖系统发育表现为第一性征的成熟，第二性征的出现以及月经来潮。第一性征的成熟，是指卵巢功能的完善，卵巢体积增大并开始分泌性激素，同时，子宫逐渐增长，使女性初步具有生育能力。第二性征出现，如乳房发育、阴毛分布，以及音调和骨盆的变化，显示了女性特有的生理特征，而月经初潮是女性性成熟的临床标志。

性成熟期：又称生育期，是卵巢生殖功能与内分泌功能最旺盛的时期。一般自 18 岁左右开始，历时约 30 年，此期妇女性功能旺盛，卵巢功能成熟并分泌性激素，已建立规律的周期性排卵。生殖器各部及乳房在卵巢分泌的性激素作用下发生周期性变化，是女性生儿育女的关键时期。

绝经过渡期：从开始出现绝经趋势直至最后一次月经的时期。可始于 40 岁，历时短的一两年，长的可达十到二十年。此期卵巢功能逐渐衰退，卵泡数明显减少且易发生卵泡发育不全，因而月经不规律。最终由于卵巢内卵泡自然耗竭，导致卵巢功能衰竭，月经永久性停止，称绝经。我国妇女平均绝经年龄为 49.5 岁。女性因月经和卵巢功能逐渐退化至消失，性激素水平下降，生理变化引起一系列相应的心理变化，进入"围绝经期"，出现一系列血管舒缩障碍和神经精神症状，表现为潮热、出汗、情绪不稳定、不安、抑郁或烦躁、失眠等症状。

绝经后期：指绝经后的生命时期。一般 60 岁以后妇女机体逐渐老化进入老年期。此期卵巢功能已完全衰竭，雌激素水平低落，不足以维持女性第二性征，生殖器进一步萎缩老化。骨代谢失常引起骨质疏松，易发生骨折。

二、现代医学对女性生殖的认识

女性生殖系统包括内生殖器官、外生殖器官以及其相关组织。外生殖器是指生殖器外露部分，位于两股之间，前为耻骨联合，后为会阴，包括阴阜、大阴唇、小阴唇、阴蒂、阴道前庭；内生殖器指生殖器位于真骨盆内，包括阴道、子宫、输卵管和卵巢，后两者常被称为子宫附件。卵巢为女性性腺，呈扁椭圆形，左右各一个，成年妇女的卵巢约4cm×3cm×1cm大小，色灰白，绝经后卵巢萎缩变小变硬。卵巢位于阔韧带后方输卵管之下，由卵巢系膜与阔韧带后叶相连，内侧借卵巢固有韧带与子宫相接，外侧与骨盆漏斗韧带相连。卵巢由里向外为髓质、皮质、白膜及生发上皮，有产生卵子并排卵和分泌性激素的功能。

三、西医学对月经的认识

月经是生育期妇女重要的生理现象。女性自青春期到绝经过渡期，生殖器官出现周期性变化，称"性周期"。由于最明显的外在表现为月经，因而称"月经周期"。月经周期的调节是极其复杂的过程，主要涉及下丘脑、垂体、卵巢。下丘脑弓状核神经细胞分泌的促性腺激素释放激素（GnRH）是一种十肽结构的激素，通过调节垂体促性腺激素的分泌，调控卵巢功能。卵巢分泌的性激素对下丘脑垂体又有反馈调节作用。下丘脑、垂体与卵巢之间相互调节、相互影响，形成一个完整而协调的神经内分泌系统，称为下丘脑-垂体-卵巢轴，子宫内膜在内分泌轴激素的影响下，定期剥落，形成月经周期的变化。具体见下所述。

下丘脑分泌的GnRH直接通过垂体门脉系统输送到腺垂体，调节垂体促性腺激素的合成和分泌。垂体性激素包括促卵泡激素（FSH）、促黄体生成素（LH）和泌乳素（PRL）。FSH促进卵泡周围间质分化成为卵泡膜细胞，使颗粒细胞增生及细胞内芳香化酶系统活化。LH 作用于已分化的卵泡膜细胞，使卵泡完全成熟，与 FSH 协同促使性激素的合成与分泌。卵巢性激素是在垂体促性腺激素的影响下，卵巢合成并分泌雌激素与孕激素。在一次月经周期的黄体萎缩后，雌激素（E）、孕激素和抑制素 A 水平降至最低，对下丘脑和垂体的抑制解除，下丘脑又开始分泌 GnRH，使垂体 FSH 分泌增加，促进卵泡发育，分泌雌激素，子宫内膜发生增殖期变化。随着雌激素逐渐增加，其对下丘脑的负反馈增强，抑制下丘脑 GnRH 分泌，使垂体 FSH 分泌减少。随着卵泡逐渐发育，接近成熟时卵泡分泌大量雌激素，即对下丘脑和垂体产生正反馈作用，形成 LH 和 FSH 峰，两者协同作用，促使成熟卵泡排卵。排卵后循环中 LH 和 FSH 均急剧下降，在少量 LH 和 FSH 作用下，黄体形成并逐渐发育成熟。黄体主要分泌孕激素，也分泌雌二醇，使子宫内膜发生分泌期变化。排卵后第 7 ～ 8 日孕激素达到高峰，雌激素亦达到又一高峰。由于大量孕激素和雌激素及抑制素 A 的共同负反馈作用，又使垂体 LH 和 FSH 分泌相应减少，黄体开始萎缩，雌激素、孕激素分泌减少，子宫内膜失去性激素支持，发生剥脱而月经来潮。雌激素、孕激素和抑制素 A 的减少解除了对下丘脑和垂体的负反馈抑制，FSH 分泌增加，卵泡开始发育，下一个月经周期重新开始如此周而复始。

四、中医学对女性生殖脏器的认识

中医学女性生殖脏器包括阴户、玉门、阴道、子门和胞宫。其中，胞宫是女性最重要的生殖脏器。胞宫又称女子胞、子宫、子脏、胞脏、子处、血脏，位于小腹正中部，在膀胱之后，直肠之前，下口（即胞门又称子门）与阴道相连，呈倒置的梨形。"胞宫"一词，始见于北宋《类证活人书》卷十九："热入胞宫，寒热如疟。""子宫"一词首见于《神农本草经》"紫石英条"："女子风寒在子宫，绝孕十年无子。""女子胞"最早见于《素问·五脏别论》："脑、髓、骨、脉、胆、女子胞，此六者，地气之所生也，皆藏于阴而象于地，故藏而不泻，名曰奇恒之腑。"这是对女子生殖脏器的最早记载。

胞宫有胞脉、胞络与其他脏腑相联系。《素问·评热病论》指出："月事不来者，胞脉闭也，胞脉者，属心而络于胞中。"胞脉是隶属于胞宫之血脉，能将脏腑汇聚于冲任二脉的阴血下注于胞宫，以维持其生理功能。《素问·奇病论》提出："胞络者，系于肾。"《诸病源候论·阴挺出下脱候》谓："胞络伤损，子脏虚冷气下冲，则令阴挺出，谓之下脱。"胞络是络属于胞宫的脉络，维系子宫位置和功能，并使子宫经胞络联系足少阴肾经。

《沈氏女科辑要笺正》首先论及"子管"与"子核"。"子宫之底，左右各出子管一支，与小孔通，长二寸半，垂于子核之侧，不即不离。子核者，在子宫左右离一寸，向内有蒂，与子宫相连；向外有筋带，与子管相系。形如雀卵，内有精珠十五粒至十八粒不等，内贮清液，是为阴精。女子入月之年，精珠始生，至月信绝，其珠化为乌有。""男精入子宫，透子管，子管罩子核，子核感动，精珠迸裂，阴阳交会。"这两段论述形象地描述了类似现代医学中女性的输卵管与卵巢。

（一）胞宫的位置及功能

胞宫位于小腹正中，带脉之下，前为膀胱，后为直肠，下接阴道。《类经·藏象类》曰："子宫……居直肠之前，膀胱之后。"《血证论》亦曰："带脉下系胞宫。"元·朱丹溪在《格致余论·受胎论》中最早描述"阴阳交，胎孕乃凝。所藏之处，名曰子宫。一系在下，上有两歧，一达于左，一达于右"，而张景岳在《景岳全书·妇人规》中引丹溪之言时补充了"中分为二，形如合体"的描述。《类经·疾病类》曰:"子门,即子宫之门也。"从中医古籍中描述的子宫形态可以看出与现代解剖学所描述的子宫基本一致,其主体部分为子宫体,底部两侧为宫角,下部为子宫颈,子门相当于子宫颈口。

胞宫是奇恒之腑,具有亦藏亦泻、定期藏泻的特点。胞宫的主要功能是排泄月经,孕育胎儿。月经一月一行是泻的特点,而在平时表现藏的特点,这种藏与泻有一定的规律性和时间性。《类经·藏象类》指出"女子之胞,子宫是也,亦以出纳精气而成胎孕者为奇",妊娠为十月之藏,一朝分娩时表现为泻的功能。月经周期的藏泻,均有周期性、节律性。

(二)胞宫与脏腑的关系

人体的卫、气、营、血、津、液、精、神都是脏腑所化生的,脏腑的功能活动是人体生命的根本。胞宫的行经、胎孕的生理功能亦是由脏腑气血的滋养、功能的协调得以实现的。女子以血为本,经水为血所化,而血来源于脏腑。在脏腑之中,心主血,肝藏血,脾统血,脾与胃同为气血生化之源,肾藏精,精化血,肺主气,朝百脉而输精微,它们分司血的生化、统摄、调节等重要作用。故脏腑安和,血脉流畅,血海充盈,则经候如期,胎孕乃成。在五脏之中,女子胞与肝、脾、肾的关系尤为密切。

1. **女子胞与肾:**肾,主藏精,生髓。肾中精气的盛衰,主宰着人体的生长发育和生殖能力。肾与女子胞的关系主要体现在天癸的至竭和胎儿孕育方面。

(1)经络上的联系:肾与胞宫有经络上的联系,又肾脉与任脉交会于"关元",与冲脉下行支相并而行,与督脉同是"贯脊属肾",所以肾脉又通过冲、任、督三脉与胞宫相联系。

(2)功能上的联系:肾为先天之本,元气之根,肾所藏精气,是人体生长、发育和生殖的根本;肾精又可化血,直接为胞宫行经、胎孕提供物质基础。女子发育到一定时期后，肾气旺盛，化生天癸，才促成胞宫有经、孕、产、育的生理功能。天癸是促进生殖器官的发育和生殖功能成熟所必需的重要物质，是肾中精气充盈到一定程度的产物。因此，女子到了青春期，肾精和肾气充盈到一定程度产生天癸，在天癸的作用下，胞宫发育成熟，月经应时来潮，有了生育能力，为孕育胎儿准备了条件。反之，进入老年，由于肾精衰少，天癸由少而至衰竭，于是月经闭止，生育能力也随之丧失。天癸的"至"与"竭"，既与肾中精气盛衰密切相关，又是月经来潮的条件，也是生殖器官发育成熟或退化的主要原因。

2. **女子胞与肝**：肝主藏血，为血海。肝与女子胞的关系主要体现在经血化生和经行方面。

（1）经络上的联系：肝脉与任脉交会于"曲骨"，又与督脉交会于"百会"，与冲脉交会于"三阴交"，可见肝脉通过冲、任、督三脉与胞宫相联系。

（2）功能上的联系：肝有藏血和调节血量的功能，主疏泄而司血海，而胞宫行经和胎孕的生理功能，恰是以血为用的，因此，肝对胞宫的生理功能有重要的调节作用。肝为血海，主藏血，为妇女经血之本。肝血充足，藏血功能正常，肝血下注血海，则冲脉盛满，血海充盈。肝主疏泄，调畅气机，肝气条达，疏泄正常，则气机调畅而任脉通，太冲脉盛，月事以时下。因此，女子以血为本，以气为用。经、带、胎、产是其具体表现形式。女子的经、孕、胎、产、乳无不与气血相关，无不依赖于肝之藏血和疏泄功能，故有"女子以肝为先天"之说。

3. **女子胞与脾**：脾主运化，主统血，为"气血生化之源"。血者水谷之精气，和调于五脏，洒陈于六腑，女子则上为乳汁，下为月经。女子胞与脾的关系，主要表现在经血的化生与经血的固摄两个方面。

（1）经络上的联系：脾脉与任脉交会于"中极"，又与冲脉交会于"三阴交"，可见脾脉通过冲、任二脉与胞宫相联系。

（2）功能上的联系：脾运化水谷精微以生化气血，内养五脏，外濡肌肤，是维护人体后天生命的根本。同时脾司中气，其气主升，对血液有固摄、控制的作用。脾司中气的主要功能在于"生血"和"统血"，而胞宫的经、孕、产、育都是以血为用的，脾气健旺，化源充足，统摄有权，则经血藏与泄正常。因此，脾所生、所统之血，直接为胞宫的行经、胎孕提供物质基础。

4. 女子胞与胃

（1）经络上的联系：足阳明胃经与任脉交会于"承浆"，与冲脉交会于"气冲"，可见胃脉通过冲、任二脉与胞宫相联系。

（2）功能上的联系：胃主受纳，腐熟水谷，为多气多血之腑，所化生的气血为胞宫之经、孕所必需，因此，胃中的谷气盛，则冲脉、任脉气血充盛，为胞宫的功能提供物质基础。

（三）胞宫与经络

胞宫与冲、任、督、带，以及十二经脉，均有密切关系。其中，以冲、任、督、带为最。冲、任、督、带四脉属"奇经"，胞宫为"奇恒之府"，冲、任、督三脉下起胞宫，上与带脉交会，冲、任、督、带又上连十二经脉，从而使冲、任、督、带四脉在妇女生理中具有重要的地位。

1. 胞宫与冲脉：冲脉上渗诸阳，下灌三阴，与十二经脉相通，为"十二经脉之海"。冲脉又为五脏六腑之海。脏腑经络之气血皆下注冲脉，故称"冲为血海"。因为冲为血海，蓄溢阴血，胞宫才能泄溢经血，孕育胎儿，完成其生理功能。冲脉起于胞中，明确了冲脉与胞宫的经络联系。冲脉循行，有上行、下行支，有体内、体表支，其体表循行支出于气街（气冲穴）。冲脉为奇经，它的功能是以脏腑为基础。冲任上行支与诸阳经相通，使冲脉之血得以温化；其下行支与肾脉相并而行，使肾中真阴滋于其中；又其"渗三阴"，与肝脾经脉相通，故取肝脾之血以为用。

另外，冲脉与足阳明胃经关系十分密切。胃为多气多血之腑，胃经"从缺盆下乳内廉，下挟脐，入气街中"，冲脉起（出）于气街，冲脉与阳明经会于气街，并且关系密切，故有"冲脉隶于阳明"之说。

2. **胞宫与任脉**：任有妊养之义。任脉为阴脉之海，蓄积阴血，为人体妊养之本。任脉通畅，月经正常。月经如常，方能孕育胎儿。因一身之阴血经任脉聚于胞宫，妊养胎儿，故称"任主胞胎"。任脉气血通盛是女子胞主持月经、孕育胎儿的生理基础。冲为血海，任主胞胎，二者相资，方能有子。所以，胞宫的作用与冲任二脉的关系更加密切。

任脉亦"起于胞中"，确定了任脉与胞宫的经络联系。任脉循行，下出会阴，向前沿腹正中线上行，至咽喉，上行环唇，分行至目眶下。足阳明之脉夹口环唇，下交承浆。任脉与胃脉交会于承浆，任脉得胃气濡养。肝足厥阴之脉，循股阴入毛中，过阴器，抵少腹，与任脉交会于"曲骨"；脾足太阴之脉，"上膝股内前廉，入腹"，与任脉交会于"中极"；肾足少阴之脉，上膝股内后廉，贯脊属肾络膀胱，与任脉交会于"关元"。故任脉与肝、脾、肾三经分别交会于"曲骨""中极""关元"，取三经之精血以为养。任脉主一身之阴经，全身阴经的气血都由任脉总司，故称"阴脉之海"。谓任脉者，女子得之以妊养也，故任脉又为人体妊养之本而主胞胎。任脉之气通，才能使胞宫有行经、胎孕等生理功能。

3. **胞宫与督脉**：督脉为"阳脉之海"，督脉与任脉，同起于胞中，一行于身后，一行于身前，交会于龈交，其经气循环往复，沟通阴阳，调摄气血，以维持胞宫正常的经、孕、产的生理活动。督脉循行，下出会阴，沿脊柱上行，至项部风府穴处络脑，并由项沿头正中线向上、向前、向下至上唇系带龈交穴处。督脉与肝经会于颠顶，得肝气以为用，肝藏血而寄相火，体阴而用阳；督脉起于目内眦，与足太阳经相通，行身之背而主一身之阳，又得命火、君火之助，故称"阳脉之海"。任督二脉互相贯通，同出于"会阴"，任脉行身前而主阴，督脉行身后而主阳，二脉交会于龈交穴，循环往复，维持着人体阴阳脉气的平衡，从而使胞宫的功能正常。督脉与任脉共同主司女子的孕育功能。

4. **胞宫与带脉**：带脉下系于胞宫，中束人身，居身之中央，既可约束、统摄冲、任、督三脉的气血，又可固摄胞胎。

带脉横行于腰部，总束诸经。横行之带脉与纵行之冲、任、督三脉交会，并通过冲、任、督三脉间接下系胞宫。足太阳与督脉相通，而督、带相通，则足太阳经借督脉通于带脉；又因带脉与任、督相通，也足能与肝、脾相通。由此，带脉与足三阴、足三阳诸经相通已属可知，故带脉取肝、脾、肾等诸行之气血以为用。带脉取足三阴、足三阳等诸经之气血以为用，从而约束冲、任、督三脉，维持胞宫生理活动。

十二经脉的气血通过冲脉、任脉、督脉灌注于胞宫之中，而为经血之源，胎孕之本。女子胞直接或间接与十二经脉相通，禀受脏腑之气血，泄而为经血，藏而育胎胞，从而完成其生理功能。

五、中医学对女性生殖生理的认识

《素问·上古天真论》曰："女子七岁，肾气盛，齿更发长；二七而天癸至，任脉通，太冲脉盛，月事以时下，故有子；三七肾气平均，故真牙生而长极；四七筋骨坚，发长极，身体盛壮；五七阳明脉衰，面始焦，发始堕；六七三阳脉衰于上，面皆焦，发始白；七七任脉虚，太冲脉衰少，天癸竭，地道不通，故形坏而无子。"阐述了古代医者对女子生长、发育、生殖、衰老生理过程的认识。童年期肾气渐盛，表现为乳牙更换为恒牙，生长发育较快，头发茂密，开始出现女性特征。青春期肾气充盛、天癸成熟、冲任通盛共同作用于子宫，并在其他脏腑、经络、气血的协同作用下，使子宫定期藏泻从而产生月经，生殖器官发育成熟，具有了生育能力。生育期，筋、骨、发、身体盛壮，月经依时来潮，生育能力旺盛。及至中年，阳明脉衰弱，则肾气渐趋衰微，天癸渐竭，月经开始紊乱，生殖能力下降，面容憔悴，头发变白脱落，其中提示脾胃与女子的生殖生理有着密切的关系。绝经期肾气衰，天癸竭，月经停闭，生殖器官开始萎缩，亦丧失生育能力。

（一）天癸的生理作用

天癸，是一种能促进人体生长、发育和生殖的物质。源于先天，藏之于肾，受后天水谷精微的滋养。天癸即先天之精，先天之阴精足而后精血生化，天癸既至，在女子则月事以时下，在男子则精气溢泻。而肾主水，受五脏六腑之精而藏之，所以肾中之天癸也受后天水谷之精的滋养。

天癸男女皆有，是人体发育到一定时期，肾气旺盛，肾中真阴不断得到充实，天癸逐渐成熟。同时在天癸"至"与"竭"的过程中，人体发生了生、长、壮、老的变化。天癸直接参与男女的生殖生理活动。对女性，天癸的生理作用主要表现在它对冲任、胞宫的作用方面。"天癸至"则"月事以时下，故有子"，"天癸竭，地道不通，故形坏而无子也"，天癸是促成月经产生和孕育胎儿的重要物质，即在天癸"至"与"竭"的生命过程中，天癸始终存在，并对冲任、胞宫起作用。因此天癸通达于冲、任经脉，不仅促使胞宫生理功能出现，而且是维持胞宫行经、胎孕正常的物质。

（二）气血的生理作用

气血是人体一切生命活动的物质基础，经、孕、产、乳无不以血为本，以气为用。气血二者之间也是互相依存、互相协调、互相为用的，所谓"气为血之帅，血为气之母"。月经为气血所化，妊娠需气血养胎，分娩靠血濡气推，产后则气血上化为乳汁以营养婴儿。气血由脏腑化生，通过冲、任、督、带、胞络、胞脉运达胞宫，在天癸的作用下，为胞宫的行经、胎孕、产育及上化乳汁提供基本物质，完成胞宫的特殊生理功能。

第二节　女性的特殊生理

由于女性的特殊解剖结构，产生了以月经、带下、妊娠、产育和哺乳为代表的生殖生理特征。

一、月经生理与调节

月经，是胞宫定期排泄的血性物质，是性成熟女性的生理现象。一般以一个阴历月为一个周期，经常不变，如同月相之盈亏，潮汐之涨落，故有"月事""月水""月汛"之称。因它犹如月亮的盈亏，海水之涨落，有规律和有信征地一月来潮一次，李时珍在《本草纲目·妇人月水》指出："女子，阴类也，以血为主，其血上应太阴，下应海潮。月有盈亏，潮有朝夕，月事一月一行，与之相符，故谓之月水、月信、月经。"

（一）月经的生理现象

1. 初潮：指第一次月经的来潮。月经来潮是女性发育趋于成熟并具备生育能力的标志。健康女性一般初潮年龄在 13 ～ 15 岁，月经开始来潮，月经初潮年龄可受地区、气候、体质、营养及文化的影响提早或推迟，在我国女性初潮年龄早至 11 周岁，迟至 15 ～ 16 岁，都属正常范围。正常月经是女子发育成熟的标志之一。

2. **周期**：指月经有明显的节律。出血的第 1 天为月经周期的开始，两次月经第 1 天的间隔时间为一个月经周期。一般为 21 ～ 35 天，平均为 28 天。周期的长短因人而异。月经从初潮到绝经，中间除妊娠期、哺乳期外，月经都是有规律地按时来潮。

3. **经期**：指每次行经持续的时间，正常者为 2 ～ 8 天，多数为 4 ～ 6 天。

4. **经量、经色、经质**：经量指经期排出的血量，一般在经期 2 ～ 3 天经量较多，行经总量为 20 ～ 60mL，因个人体质的不同而有一定差异，多于 80mL 为月经量过多。经色呈暗红，量多时经色加深，行经开始和将净时渐暗淡。经质稀稠适中，不凝固，无血块，无臭气。

5. **绝经**：健康女性一般到 49 岁左右月经自然停止 12 个月，称为"绝经"或"断经"。绝经后一般不具备生育能力。我国女性受体质、营养等因素的影响通常在 45 ～ 55 岁绝经。

女性经期一般无不适感觉，有部分妇女经前和经期有轻微的腰酸、小腹发胀、情绪变化等，也属正常现象。由于受年龄、体质、气候变迁、生活环境等影响，月经周期、经期、经量等有时也会有所改变。此时应当根据月经不调之久暂、轻重、有症、无症细细辨之，不可一概作常论，以免贻误调治良机。

此外，有月经惯常二月一至的，称为"并月"；三月一至的，称为"居经"或"季经"；一年一行的，称为"避年"；终生不行经而能受孕的，称为"暗经"。还有受孕之初，按月行经而无损于胎儿的，称为"激经""盛胎""垢胎"。

（二）月经的产生机理

月经的产生，是女子发育至成熟年龄阶段后，脏腑、天癸、气血、经络协调作用于胞宫的生理现象。《素问·上古天真论》云"女子七岁，肾气盛，齿更发长；二七而天癸至，任脉通，太冲脉盛，月事以时下"，是对月经产生机理的基础阐释。月经的产生与肾气、天癸、冲任、胞宫相关，即"肾气 – 天癸 – 冲任 – 胞宫"的作用。

1. **肾气盛**：肾藏精，主生殖。精，是由禀受父母的生命物质与后天水谷精微相融合而形成的一种精微物质。肾藏精，是指肾具有生成、贮藏和施泄精气的功能，以贮藏为主，使精不会无故流失。精藏于肾，依赖于肾气的开阖作用发挥其生殖的生理功能。女子到了 14 岁左右，肾气盛，即先天之精在后天水谷之精的充养下日渐充盛，从而激发了天癸的化生，并通过天癸的作用，促成月经的出现。所以在月经产生的机理中，肾气盛是起主导和决定作用的。

2. **天癸至**：天癸是来源于先天精气，靠后天水谷精气的滋养、支持而逐渐趋于成熟的一种阴精，影响着人体生长、发育和生殖。"天癸至"则"月事以时下"，"天癸竭"则"地道不通"，在特定的年龄阶段内，肾气初盛，天癸尚微；肾气既盛，天癸泌至，月事以时下；随肾气的充盛，呈现气血阴阳消长的节律变化，经调而有子嗣。说明天癸是促成月经产生、孕育胎儿的重要物质。

3. **任通冲盛**：冲脉为血海，汇聚脏腑之血，使子宫满盈；任脉为阴脉之海，使所司精、津液充沛。任通冲盛，月事以时下，若冲任虚衰，则经断而无子，故冲任二脉直接关系月经的潮止。任脉通，太冲脉盛，是月经产生的又一重要环节，也是中心环节。"任脉通"是指天癸达于任脉，任脉主一身之阴经，在天癸的作用下，其所司精、血、津、液旺盛充沛。任脉之气通，才能促使月经来潮和孕育正常。肾经的一个分支与冲脉相并行，"太冲脉盛"，肾中精气充盈，化生天癸，注于冲脉，使冲脉气血充盈且脉道通畅。"太冲脉盛"即天癸通于冲脉，冲脉在天癸的作用下，广聚脏腑之血，使血海盛满。

由于天癸的作用，使得任脉所司精、血、津、液充沛，冲脉血盛。冲、任二脉相资，血海按时满盈，则月事以时下。血海虽专指冲脉，然冲、任二脉同起于胞中又会于咽喉，这里应理解为泛指冲、任而言的。

4. **血溢胞宫，月经来潮**：血海满盈，依时由满而溢，月经按期来潮。

（三）与月经产生机理有关的因素

1. **督脉调节，带脉约束**：督脉行于人身脊背正中，总督一身之阳经，同时贯脊属肾，又能维系一身元气。肾经通过冲、任、督脉与胞宫相联系，同时冲、任、督脉受带脉约束，使经脉气血流行保持常度。在天癸的作用下，督、带二脉调节和约束冲、任及胞宫的功能，使月经按时来潮。因此，督脉的调节和带脉的约束应该是控制月经周期的重要因素。

2. **气血是化生月经的基本物质**：月经的成分主要是血，月经的产生与血的盛衰有直接关系。肾中精气充盛，精化为血；脾气健运，血生有源，补益元精，气血充盛，血海按时满盈，才能经事如期。而血的统摄和运行有赖于气的调节，同时气又要靠血的营养，输注和蓄存于冲任的气血，在天癸的作用下化为经血。因此在月经产生的机理上，气血是最基本的物质。

3. **脏腑为气血之源**：气血来源于脏腑。脏腑之中除肾与月经的发生有着直接关系外，其他脏腑，如心主血，肝主疏泄、藏血，脾主运化、胃主受纳，同为气血生化之源，肺主一身之气，朝百脉主治节，无不和经血化生、按时而下有着密切的关系。故五脏安和，气血调畅，则血海满盈，经事如期。可见脏腑功能协调在月经产生的机理上有重要作用。

综上所述，在"肾气－天癸－冲任－胞宫"这一月经产生的过程中，以肾气化生天癸为主导；天癸是元阴物质，表现出化生月经的动力作用；冲、任二脉受督、带的调节和约束，受脏腑气血的资助，在天癸的作用下，广聚脏腑之血，血海按时满盈，满溢于胞宫，化为经血，使月经按期来潮。

（四）月经周期的调节机理

《素问·上古天真论》从肾气、天癸、冲任、胞宫之间的关系进行论述，说明"肾－天癸－冲任－胞宫"在女性生长阶段的生理变化中起到关键的促进作用。而脏腑的功能活动，通过胞脉、胞络引发冲、任、督、带脉的气血变化，以调控月经周期节律。在月经周期的调节中，肾、心（脑）共同作用，产生天癸、气血，输注于冲任，使任通冲盛，气血和调，作用于胞宫，依时行经，而发生周期性的变化。

在月经周期变化的过程中，阴阳气血的变化是周期活动的表现形式，五脏共同起到相互协调的作用。因心为"五脏六腑之大主"，肾主生殖，寓元阴元阳，心肾在调和阴阳方面默契。子宫通过胞脉、胞络与心、肾有着直接的关联。《素问·评热病论》曰："胞脉者属心，而络于胞。"《素问·奇病论》亦云："胞络者，系于肾。"清·傅山在《傅青主女科》中说"胞胎居于心肾之间，上系于心，而下系于肾"，亦说"盖胞胎为五脏外之一脏耳，以其不阴不阳，所以不列于五脏之中，所谓不阴不阳者，以胞胎上系心包下系命门。系心包者，通于心，心者阳也，系命门者，通于肾，肾者阴也"，可见傅青主非常强调子宫与心肾的关系。心肾与子宫功能正常在月经周期的调整过程中具有积极的作用。

"冲为血海"，特别是子宫内的胞脉、胞络，与冲任有着密切的关联。张景岳在注释胞络时说："脉中之络，冲任之络也。"即说明胞脉、胞络实际上是冲任脉在子宫内的络脉，有主月经、胎孕的作用。血海为阴血之海，与天癸阴水有关，受心肾所主宰。因天癸来源于肾，其活动是受心脑神明所控制，而这种活动反应的场所是在子宫，包括冲任血海在内，是以排卵、行经这种规律的活动，是在心-肾-子宫轴的阴阳消长的机制中形成的。可见，心-肾-子宫轴在生理活动中，有着极为重要的作用。肾者，静也，静则藏；有藏，才能产生天癸水样物质，这是生新的作用。心者动也，动则运行，有动，才能促进节律性运动。子宫者，是奇恒之腑，动静相兼，有动有静，故有非脏非腑、亦脏亦腑之说，既有类似脏的生新作用，产生一定量的天癸，实即藏的作用，又有类似腑的除旧功能，实既泻的作用，泻除陈旧性物质，或排出新生物质。当其类似脏行藏作用时，受肾所主宰；当其类似腑行泻作用时，受心所主宰。此为心-肾-子宫轴的主要调节作用。在心、肾、子宫调节的前提下，依赖其自身的互根统一关系进行转化活动，使"重阴转阳""重阳转阴"，达到新的相对阴阳平衡，从而又开始新的消长运动。任督循环，协助心、肾、子宫对阴阳运动的调节，重点在于调复子宫气血盈亏。肝脾协调，指通过肝脾的疏泄升降，达到交济心肾，从而调复阴阳运动的节律变化。

（五）月经产生机理的临床意义

在月经周期的调节中，肾寓元阴元阳，心为五脏六腑之大主，主神明是脑的功能，具有主宰之功，共同作用产生天癸、气血、输注冲任，任通冲盛，气血和调，作用于胞宫，依时行经，发生周期性变化。故心-肾-子宫轴在月经的产生及其调节机理过程具有重要的临床意义，也是调经、调月经周期治疗方法的理论依据。

1.从"肾气-天癸-冲任-胞宫"的月经产生机理中可以看

出，肾气在女性生理活动中起主导作用，具有特殊地位。所以在治疗妇科疾病时，肾气是时刻要考虑的因素。诸如月经不调、崩漏、经闭、痛经、胎动不安、滑胎、不孕等病症多以肾气虚损为病机，补益肾气是治疗用药的核心，在临床中每收到较好的疗效。所以补肾是妇科疾病重要治疗原则之一。

2. 气血参与月经产生的生理活动，是冲任脉维持胞宫正常生理活动的基本物质。因此，无论何种原因导致的气血失调，如气血虚弱、气滞血瘀、气郁、气虚、血热、血寒等，都能直接影响冲任的功能，导致发生经、带、胎、产诸病，所以气血失调为妇科疾病的重要病机。因而调理气血在妇科治疗中占有重要地位，为又一重要治疗原则。

3. 脏腑化生气血，与冲任有密切的联系，并参与月经产生的生理活动。因此，各种致病因素导致的脏腑功能失常也会影响冲任而导致经、带、胎、产诸病，所以脏腑功能失常成为妇科疾病的又一重要病机，其中肾、肝、脾、胃与冲任在经络上和功能上关系最为密切。若肝失条达，疏泄无度；或脾气不足，血失统摄；或脾胃虚弱，气血化源不足，都可影响冲任功能而发病。因此在治疗上，疏肝养肝、健脾和胃也是妇科疾病常用的治疗方法。

4. 在月经产生机理的理论中，中医学的"肾气 – 天癸 – 冲任 – 胞宫"的过程与西医学的"下丘脑 – 垂体 – 卵巢 – 子宫"相对应，这为中西医结合治疗月经病，提供了理论根据。从西医学角度看，一些属下丘脑 – 垂体 – 卵巢轴调节障碍的功能性疾病，如月经不调、异常子宫出血、闭经等月经疾病，运用中医的"补肾气，调冲任"的方法治疗，可收到较好的治疗效果。

二、带下

女性阴道排出的一种阴液，色白或无色透明，其质黏而不稠，其量适中，无特殊臭气，津津常润，是正常生理现象，称为带下。《沈氏女科辑要》："带下，女子生而即有，津津常润，本非病也。"带下生而即有，但要在发育成熟后才有明显的分泌，并有周期性变化。带下有广义和狭义之分，广义带下是泛指女性经、带、胎、产诸病而言，狭义带下是专指女性阴中流出的液体而言。

（一）带下的生理现象及作用

健康女子，润泽于阴户、阴道内的无色无臭、黏而不稠的液体，称为生理性带下。生理性带下，量不多，不致外渗。但在月经前期冲任血海将满之时，及妊娠期血聚冲任以养胎元之时，带下量可明显增多。在经间期，阳生阴长，冲任气血正盛，带下量也可稍增。生理性带下是无色透明的，有的略带白色，所以医籍中有时称"白带"。但平时大家所称的"白带"，多是看到或感觉到量、色、质有改变的带下病，应予以严格区分。生理性带下质地黏而不稠，无异臭气味，属"津液"范畴，是肾精下润之液，为肾精所化，润滑如膏，具有濡润、补益作用。

1. 带下属津液：津液是机体一切正常水液的总称。津液广泛地存在于脏腑、形体、官窍等器官的组织之内和组织之间，起着滋润、濡养作用，也是维持人体生命活动的基本物质之一。津和液虽不尽相同，但津和液同源而互生，故常津液并称。就生理性带下的性状和作用而言，属液为多，故又称"阴液"或"带液"，以区别病理性带下。

2. 带下有周期性：带下与月经一样，呈现周期性月变化，并且带下与生殖有关。在月经前后、经间期带下量稍有增多，质清，晶莹而透明，具韧性，可拉长；其余时间略少。《血证论·崩带》云："胞中之水清和……乃种子之的候，无病之月信也。"已观察出生理带下与生殖有关。

3. 带下量随妊娠而增多：妊娠后阴血下聚，使冲任、胞宫气血旺盛，故带液较未孕时略多。

4. **带下润泽胞宫、阴道**：带下生而即有，身体发育成熟后与月经同步有周期性月节律，经断后肾气渐虚，天癸将竭，带下亦明显减少，但不能断绝。若带下减少不能濡润阴道，则阴中干涩，发为带下过少病证。故带下伴随女性一生，发挥着滋润胞宫、阴道的作用。

（二）带下产生与调节机理

带下的产生是脏腑、津液、经络协调作用于胞宫的结果。

1. **脏腑与带下**：带下属阴液，五脏之中肾、脾与阴液关系最大。《素问·逆调论》曰："肾者水脏，主津液。"《灵枢·五癃津液别》云："五谷之津液，和合而为膏者，内渗入于骨空，补益脑髓而下流于阴股。"带下又随肾气的充盛、天癸的分泌而产生，呈周期变化。《景岳全书·妇人规》："盖白带……精之余也。"指出生理性带下，由精所化，精又有滋润、濡养补益之功，故生理性带下的产生由肾精所化，禀肾气藏泻，布露于子宫，润泽于阴道；脾为气血津液生化之源，主运化，赖脾气之升清，将胃肠吸收的谷气和津液上输于肺，而后由肺宣发和肃降，使津液输布全身而灌溉脏腑、形体和诸窍，其下泌胞宫、阴道，为生理性带下的组成部分。

2. **津液与带下**：《灵枢·五癃津液别》中说"津液各走其道，其流而不行者为液"，《灵枢·口问》说"液者，所以灌精濡空窍者也"，从带下的性质和作用说明其源于津液。

3. **经络与带下**：带下为阴液，而任脉为阴脉之海，主司精、血、津、液一身之阴，任脉出胞中循阴器，任脉与带下的生理、病理直接相关。如《素问·骨空论》曰："任脉为病……女子带下瘕聚。"《素问玄机原病式》曰："故下部任脉湿热甚者，津液溢，而为带下。"此处所言"带下"虽然是指病理性带下，但均说明了任脉与带下的关系。带脉环腰一周，约束诸经，与冲、任、督三脉纵横交错，络胞而过。《傅青主女科》云："盖带脉通于任督……带脉者，所以约束胞胎之系也。"可知任、督、带三脉互相联系，任脉所司之阴液，若失去督脉的温化，则化为湿浊之邪，伤于带脉则为带下病。带脉约束带液，使带下分泌有常。

4. **胞宫与带下**:《血证论》中说"带脉下系胞宫"，认为带下由胞宫渗润阴道，并能防御外邪入侵。因此，生理性带下的产生与调节，是以脏腑功能正常为基础的，是脏腑、津液、经络协调作用于胞宫的生理现象。

三、妊娠

妊娠是胚胎和胎儿在母体内生长发育成长的过程，是从受孕至分娩的过程。"两精相搏，合而成形"，是妊娠的开始；"十月怀胎，一朝分娩"，是妊娠的结束。

（一）妊娠的生理现象

妊娠后母体的变化，表现为月经停止来潮，脏腑、经络阴血下注冲任，以养胎元。因此妊娠期间整个机体出现"血感不足，气易偏盛"的特点。

妊娠初期，由于血聚于下，冲脉气盛，肝气上逆，胃气不降，则出现饮食偏嗜、恶心作呕、晨起头晕等现象，一般不严重，经过3个月左右，症状多能自然消失。另外，妊娠早期，孕妇可自觉乳房胀大。妊娠3个月后，白带稍增多，乳晕颜色加深。妊娠4～5个月，孕妇可以自觉胎动，胎体逐渐增大，小腹部逐渐膨隆。妊娠6个月后，胎儿渐大，阻滞气机，水道不利，常可出现轻度肿胀。妊娠末期，由于胎儿先露部压迫膀胱与直肠，可见小便频数、大便秘结等现象。

另外，妊娠3个月后，六脉平和滑利，按之不绝，尺脉尤甚。

西医学也认为在妊娠 11 周以后循环血量才开始增加，这与中医滑脉出现的时间是一致的。

妊娠后胎儿发育情况，在《内经》就有记载。在《灵枢·经脉》中记述："人始生，先成精，精成而脑髓生，骨为干，脉为营，筋为刚，肉为墙，皮肤坚而毛发长。"此后多有论述胎儿发育者，而徐之才《逐月养胎法》所论："妊娠一月始胚，二月始膏，三月始胞，四月形体成，五月胎动，六月筋骨立，七月发生，八月脏腑具，九月谷气入胃，十月诸神备，日满即产矣。"说明前人对胎儿的发育、成熟已有了详细的观察。

（二）妊娠的机理

《周易》云："天地氤氲，万物化醇，男女构精，万物化生。"前贤已认识到"男女构精"创造人的生命。女子发育成熟后，月经按期来潮，就有了孕育的功能。受孕的机理在于肾气充盛，天癸成熟，冲任二脉功能正常，男女两精相合，就可以构成胎孕。《灵枢·决气》说："两神相搏，合而成形。"对于受孕的条件，《女科正宗·广嗣总论》中云："男精壮而女经调，有子之道也。"男精壮应包括精液及性功能正常；女经调应包括正常的月经及排卵。一般在 21～35 岁生育能力旺盛，注意把握受孕佳期，适当的性生活，就容易受孕。男女之精相合，成为胚胎并种植子宫，在肾气、天癸、冲任、胞宫各个环节的协调和滋养下，逐渐发育成长。

四、产育

产育包括分娩、产褥与哺乳。分娩、产褥与哺乳是女性生育后代紧密联系的三个阶段，在每个阶段女性生理都发生了急剧的变化，了解这些生理情况对指导临床有重要的意义。

（一）分娩

分娩是指成熟胎儿及胎衣自母体全部娩出的过程。

关于预产期的计算方法，中医学有明确记载，明代李梴《医学入门》说："气血充实，可保十月分娩……凡二十七日即成一月之数。" 10 个月共 270 天。这与现代预产期计算为 280 天相当接近。现代推算的方法是：从末次月经第 1 天算起，月份数加 9（或减 3），日数加 7。如按农历计算，月数算法同上，日数加 14。孕妇分娩，又称临产，分娩前多有征兆，如胎位下移，小腹坠胀，有便意感，或"见红"等。《胎产心法》说："临产自有先兆，须知凡孕妇临产，或半月数日前，胎胚必下垂，小便多频数。"此外，古人还有试胎（试月）、弄胎的记载，《医宗金鉴》记载："妊娠八九个月时，或腹中痛，痛定仍然如常者，此名试胎……若月数已足，腹痛或作或止，腰不痛者，此名弄胎。"即在产程正式发动的前一段时间内，可出现间隔与持续时间不恒定、强度不增加的"假阵缩"，产妇感到痛苦不适，影响休息和饮食，有时与真阵缩不易鉴别，临床上应仔细观察，以区分真假。

分娩是正常的生理现象。从有规律的宫缩开始至子宫颈口开全的腹部阵发性疼痛，称为阵痛。开始时阵痛间隔时间约 15 分钟，逐渐缩短为五六分钟，最后为两三分钟，称开口期，分娩正式发动。《十产论》云："正产者，盖妇人怀胎十月满足，阴阳气足，忽腰腹作阵疼痛，相次胎气顿陷，至于腰腹痛极甚，乃至腰间重痛，谷道挺进，继之浆破血出，儿遂自生。"在临产时，出现腰腹阵阵作痛，小腹重坠，逐渐加重，至产门开全，阴户窘迫，胎儿、胞衣依次娩出，分娩结束。《达生篇》说："渐痛渐紧，一阵紧一阵，是正产，不必惊慌。"同时还总结了"睡、忍痛、慢临盆"的临产调护六字要诀。

关于产程，中医学也有观察和记录，晋·王叔和《脉经》说：

"怀娠离经，其脉浮，设腹痛引腰脊，为今欲生也。""又法，妇人欲生，其脉离经，夜半觉，日中则生也。"明确表示分娩必腰痛，从规律宫缩至分娩大致为12小时，即所谓"子午相对"，这与现代统计的一、二、三产程的时间基本一致。此外，中医学强调产室要寒温适宜，安静整洁，不能滥用催产之剂，这些论述现在仍有实用价值。

（二）产褥

分娩结束后，产妇逐渐恢复到孕前状态，需要6～8周，称为产褥期，又称产后。产后1周称为新产后，产后1个月称为小满月，产后百日称为大满月。由于分娩时的产创出血和用力耗气，产妇气血骤虚，整个机体的生理特点是"阴血骤虚，阳气易浮"。因此在新产后可出现畏寒怕冷、微热多汗等虚象；又分娩后子宫缩复而有腹痛及排出余血浊液等"瘀"候，故产褥期的生理特点是"多虚多瘀"。

产后数日内，胞宫尚未复常而有阵缩，故小腹常有轻微阵痛，称"儿枕痛"。在产后2周内因胞宫尚未回缩到盆腔，所以小腹按之有包块。大约产后6周，胞宫才能恢复到孕前大小。此时自阴道不断有余血浊液流出，称为恶露。恶露先是暗红色的血性恶露，持续3～4天干净；以后血液颜色逐渐由深变淡，其量也由多变少，称为浆液性恶露，7～10天干净；继后渐为不含血色的白恶露，2～3周干净。如果血性恶露10天以上仍未干净，应考虑子宫复旧不良或感染，当给予治疗。

（三）哺乳

顺产者，产后30分钟即可开始哺乳，让新生儿吮吸乳头，以刺激乳汁尽早分泌，促进母亲子宫收缩，减少出血，建立母子感情。婴儿吸吮初乳，可增强抗病能力，促进胎粪排出。母乳由精血、津液所化，赖气以行，精血津液充足，才能化生足够的乳汁哺养婴儿。在哺乳期要使产妇保持精神舒畅，营养充足，乳房清洁，按需哺乳，这对保证乳汁的质和量有重要意义。哺乳时间一般以 8 个月为宜，3 个月后婴儿适当增加辅食。12 ～ 24 个月是婴儿断乳的适当月龄，最好在秋凉和春暖的季节里进行。

产后，脾胃生化之精微除供应母体营养需要外，另一部分则随冲脉与胃经之气上行，生化为乳汁，以供哺育婴儿的需要。故在哺乳期，气血上化为乳汁，大多月经停闭，少数也可有排卵，月经可来潮，故要注意采取避孕措施。

第三节　女性生理与脾胃的关系

女性经、带、胎、产、乳之生理现象，与脾胃的功能有密切关系。

一、脾胃与月经生理

月经是女性生殖系统发育成熟后，脏腑、气血、天癸、经络协调作用于胞宫而产生的生理现象。月经的主要成分是血，血赖气之统摄、运行与调节，而气血的化源和调节又赖之于脾胃。

（一）经血之生赖于脾胃

女性一生以"以血为本"，血是月经的物质基础。《灵枢·营卫生会》曰："中焦亦并胃中，出上焦之后，此所受气者，泌糟粕，蒸津液，化其精微，上注于肺脉，乃化而为血，以奉生身，莫贵于此。"《女科撮要·经闭不行》中曰："夫经水阴血也，属冲任二脉主……下为月水。"《女科要旨·调经》载："虽曰心生血，肝藏血，冲、任、督三脉俱为血海，为月信之源，而其统主则惟脾胃，脾胃和则血自生，谓血生于水谷之精气也……。"《女科经纶·妇人经血生于水谷之精气论》指出："血者水谷之精气也，和调于五脏，洒陈于六腑。在男子则化为精，在妇人则上化为乳汁，下为月水。"脾胃为后天之本，气血生化之源，脾胃运化水谷精微，化生气血，供养五脏六腑，与月经的产生关系密切。

（二）经血之调赖于脾胃

《妇人规·经脉类》在经不调中提到："经血为水谷之精气，和调于五脏，洒陈于六腑，乃能入于脉也。凡其源源而来，生化于脾，总统于心，藏受于肝，宣布于肺，施泄于肾，以灌溉一身。在男子则化而为精，妇人则上为乳汁，下归血海而为经脉。但使精气无损，情志调和，饮食得宜，则阳生阴长，而百脉充实，又何不调之有？"脾为后天之本，脾胃居人体之中焦，是脏腑气机升降出入、气血津液运行上下之枢纽。凡心血的灌注，肺气的充畅，肝血的归藏，肾精的滋养及元气的输布，无不有赖于脾胃的纳运及升降。故脾胃健运，则生化有源，血循常道，脏安脉通，血海充盈，月事正常。

《女科经纶·妇人经血属心脾所统论》指出"立斋曰：东垣所谓脾为生化之源，心统诸经之血，诚哉是言也。心脾平和则经候如常；苟或七情内伤，六淫外侵，饮食失节，起居不时，脾胃虚损，心火妄动，则月经不调矣。大抵血生于脾土故云脾统血。凡血病当用苦甘之药，以助阳气而生阴血也。"薛己在《女科撮要·经闭不行》在中指出："经水为患有因脾虚不能生血者，有因脾郁伤而血耗损者，有因胃火而血消烁者，有因脾胃损而血少者，有因劳伤心而血少者，有因怒伤肝而血少者，有因肾水不能生肝而血少者，有因肺气虚不能行血而闭者。"强调了五脏尤其是脾胃与月经形成及施泄的关系，故脾胃生血、统血生理功能正常，才能保障月经应时而至，且色、量、质等的正常。

二、脾胃与带下生理

"带下"最早见于《内经》，有广义和狭义之分。广义带下泛指经、带、胎、产、杂等一切妇科疾病，因其多发生在带脉以下，故统称为带下。狭义带下是指阴道分泌的一种黏性液体，又有生理性和病理性之分。《女科证治约旨》曰："阴中有物淋漓而下，绵绵不断，即所谓带下也。"生理性带下是指健康妇女阴道中分泌少量白色稠厚或透明的液体，生理性带下与脾胃密切相关。

如前所述，带下为人体津液之属。《景岳全书·妇人规》曰："盖白带出于胞中，精之余也。"《类经·藏象类》注曰："精液本为同类，然亦有阴阳之分。盖津者，液之清者也；液者，津之浊者也。津为汗而走腠理，故为阳；液注骨而补脑髓，故属阴。"《素问·经脉别论》云："饮入于胃，游溢精气，上输于脾，脾气散精，上归于肺，通调水道，下输膀胱，水精四布，五经并行。"津液的化生，有赖于脾之运化，胃之受纳腐熟，脾气转输运化津液，散布精微，各走其道，液渗于前后阴窍，与精之余和合为液，便为带下。

脾胃居中，具运化之功，一者运化水谷，以生精微、津液；二者运化水湿，以布散津液于上下。精微、津液自中焦生，能借经络、胞宫渗于前阴以成带下，必赖脾胃之升降以调控，可见带下的正常分泌与脾胃关系密切。而《傅青主女科》载："夫带下俱属湿证。"从病理方面又反证两者的联系。

综上所述，从带下的性状观察，其质较黏稠而厚，属人体的阴液范畴，且带下的生成与阴液的生化同源，依赖于胃的受纳饮食、腐熟五谷及脾的运化功能，故带下的产生与脾胃关系密切。

三、脾胃与妊娠生理

（一）脾胃与妊娠的气血关联

妊娠早期，胎元初结，经血渐蓄，胞宫藏而不泻，经血停闭，冲任之血上行乳房以备哺乳，下注胞宫以孕育胎儿。若冲脉之气较盛，可引起孕妇体内的阴阳气血一时失调，冲脉之气上逆犯胃，则不能食或择食，胃气上逆，亦可见呕吐等妊娠反应。随妊娠月份的推进，对气血的需求亦渐增。至妊娠中晚期，胞中胎儿渐大，胎碍脏腑，易阻碍气血之运行及津液之布化。故妊娠期间孕妇可出现"血感不足，气易偏盛"的生理特点。

脾胃是气血生化之源，脾胃健运，气血生化充足，能助养胎。因此，脾胃气机升降有序，气机如常，更是母健胎安的重要保障。脾气主升，气能载胎，中气升提有力，胎儿才能正常发育而不致堕胎。傅青主曾言"脾健则血旺而荫胎"，若脾虚化源不足则胎失所养，可导致胎漏、胎动不安，甚至滑胎。胎元化生，非有他也，以气以煦之，以血濡之而已。故养胎之要，首在培土。健脾重在补气，疏得一分气，养得一分胎。脾为阴土，其气以升为健，唯脾气升发，阴土始运，而后方能输布水谷精微，使之通达上下而荣润内外；胃为阳土，其气以降为和，胃气息息和降，则水谷虚实更替，化源不竭。

（二）脾胃与妊娠的冲任、胞宫关联

妇人妊娠由冲任之气血下注胞宫以养胎，而冲任与脾胃关系密切。冲为血海，起于胞中，下出于会阴。《灵枢·逆顺肥瘦》指出："冲脉者，五脏六腑之海也，五脏六腑皆禀焉。其上者，出于颃颡，渗诸阳，灌诸精；其下者，注少阴之大络，出于气街，循阴股内廉，入腘中，伏行骭骨内，下至内踝之后属而别；其下者，并于少阴之

经，渗三阴；其前者，伏行出跗属，下循跗，入大指间，渗诸络而温肌肉。"提示冲脉之上行者，与诸阳经相通，使冲脉之血得以温化；其下行支则与肾脉相并而行，使肾中真阴滋于其中。因其"渗三阴"，自然亦与肝脾经脉相通，可取肝脾之血以为用。《景岳全书》云"冲脉之血，又总由阳明水谷之所化，而阳明胃气又为冲脉之本也"，胃为水谷之海，足阳明胃经系多气多血之经，胃经与冲脉会于气街，故有"冲脉隶属于阳明"之说。人以胃气为本，胃中水谷盛，则冲脉之血会聚有源。虽只云冲脉，而任脉亦应在此之列，任脉与冲脉同起于胞中，具有总任一身之阴经作用，又主胞胎之孕育，是妇人生养之本。奇经对脾胃二经气血有溢蓄和调控作用。可见冲任二脉与脾胃关系密切，脾升胃降有序，可保证水谷的受纳腐熟与运化输布正常。反之，中气败，则脾郁而胃逆，四象失其运行矣，故而脾胃不和，冲任不养，胞胎必受影响，其调节妊养之能亦难奏功。

胞宫为孕育胎儿之所，乃先后天交会之所，脾胃化生之气血随冲任之脉下行交于胞宫而孕育胎元。妇人受妊之后，血不再溢泻下行以为月信，而是留驻冲任血海以养胞中之胎元。因此，只有脾胃气血和调，先后天互相交通无碍，方能在妇人未孕时，促使其和阴阳而有子；怀孕后，扶助胎元养胎、安胎、固胎。

四、脾胃与产褥生理

产褥是指分娩结束至产妇恢复或接近妊娠前状态所需的这段时间。黄元御《四圣心源》云："产后血虚气惫，诸病丛生……弥月之后，气血续旺，乃可无虑。盖妊娠之时，胎成一分，则母气盗泄一分，胎气渐成，母气渐泄，十月胎完，而母气耗损十倍，寻常不过数胎，而人已衰矣。母气传子，子壮则母虚，自然之理也。"说明妇人产后会气血大伤。况且产褥期内胞宫需不断缩复而排出瘀血浊液，并且伴随出现腹痛，所以妇人产后生理特点即为"多虚多瘀"。

由于分娩用力、出汗、产创和出血，而使阴血暴亡虚阳浮散，因机体阴血骤虚，故而阳气呈现相对亢盛而易浮，阳浮阴弱易汗出。而血气是维持人体生命的基本物质，两者贵在调和，如果血气不调和，则阴阳失调，百病由生。因有偏多虚多瘀的生理特点，需要及时排出瘀血浊液以复旧生新，而这些均需借中焦脾胃对气机的斡旋。胃主通降，以降为和，其功能正常，则瘀血浊液能顺其势及时泄于外，促进胞宫恢复至孕前状态。

五、脾胃与乳汁生理

怀胎十月，一朝分娩，而分娩后须哺乳。乳者，饮食之津液，乳汁乃气血所化，在上为乳，在下为经，无血不能生乳汁，无气亦不能生乳汁。妇人经水与乳，俱由脾胃所生，脾胃气壮，则乳足而浓，生化之源旺也。乳房在经络循行上与肺、肝、胃经及冲脉相关，且乳房属足阳明胃经，乳头属足厥阴肝经。乳汁的产生与冲任脉、心经、小肠经、肝、肾经相关，但均依赖于脾胃的统摄。产后脾胃之气旺，则血旺而乳多。脾胃之气衰，则血减而乳少，若屡产无乳，或大便涩滞者，亡津液也，当滋化源。治疗产后乳汁缺少多以调理脾胃为主，以资气血生化之源。

综上，凡月经之能调，胎之能养，乳汁能化，无不赖脾胃所生之气血充养。脾主中气，血之循经运行，又赖脾气之统摄。故经、带、胎、产、乳生理有常，与脾的生化、运行、统摄的生理功能密切相关。

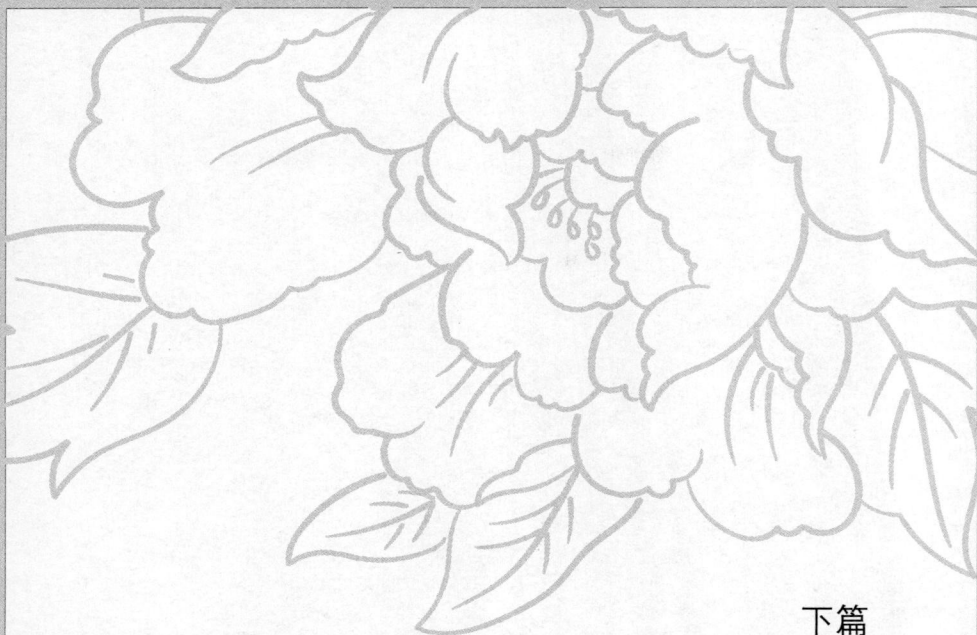

下篇

各 论

第四章 月经病

第一节 崩 漏

一、概述

女性在非行经期突然阴道大量出血或淋漓不断者，称为崩漏，出血量多称为"崩"，淋漓不断者称为"漏"。崩漏既是病名，又是症状。西医学称之为"异常子宫出血"，异常子宫出血与正常月经的周期、规律性、经期长度、经期出血量中的任何一项都不符。根据出血时间，可分为经间期出血、不规则子宫出血、突破性出血；根据有无排卵可分为无排卵性异常子宫出血和排卵性异常子宫出血。

崩漏最常见的症状是子宫不规则出血，表现为月经周期紊乱，经期长短不一，经量不定或增多，甚至大出血。出血期间一般无腹痛或其他不适。根据出血特点可分为以下几种。

1. **月经过多**：周期规则，但经期延长（＞7天）或经量增多（＞80mL）。

2. **子宫不规则过多出血**：周期不规则，经期延长，经量过多。

3. **子宫不规则出血**：周期不规则，经期延长而经量不太多。

4. **月经频发**：周期缩短（＜21天）。

崩漏的临床诊断请需注意以下几点。

1. **病史**：注意患者的年龄及月经史，有无使用宫内节育器或其他药物，有无内科出血疾病，有无生殖器炎症和生殖器肿瘤病史。询问患者的出血时间点、月经周期的频率及规律性、经期的持续时间及出血量等具体情况。详细询问既往史、服药史，排除全身性疾病；有性生活史者需排除妊娠及产褥期。

2. **症状**：月经周期紊乱、出血是否有规律性。月经周期紊乱，有经血骤然暴下继而淋漓不尽的，有停经数月或数周又淋漓不尽或暴下量多的，也有淋漓数月不尽的，常伴有不同程度的贫血。出血如无规律性一般提示为无排卵；基础体温（BBT）测定，若曲线为双相则提示有排卵；根据出血前 5 ～ 9 天的血清黄体酮值判断，若其值 < 15μg/L 可提示无排卵或黄体功能不全。

3. **相关检查**：妇科检查多无明显异常，辅助检查以阴道或宫颈器质性疾病。查血常规、凝血功能，了解其凝血功能及贫血程度，排除相关血液疾病；盆腔 B 超检查，排除子宫内膜或卵巢病变等；宫腔镜或诊刮检查，排除子宫内膜病变等。

二、病因病机

崩漏的病因较为复杂，可由虚、热、瘀血所致，其发病机理是劳伤血气，脏腑损伤，血海蓄溢失常，冲任二脉不能制约经血，以致经血非时而下。虚多以肾虚、脾虚为多见，禀赋不足，肾气稚弱，冲任未盛，肾虚封藏失职；或忧思过度，或饮食劳倦损伤脾气，脾气亏虚，统摄无权，致经血异常而下；素体阳盛，肝火易动，或素性抑郁，郁久化火，迫血妄行；瘀阻经脉，旧血不去，新血难安，血不循经，发为崩漏。

西医学认为，异常子宫出血多与精神、营养、代谢、环境气候及药物等因素有关。这些因素可引起下丘脑 - 垂体 - 卵巢轴的功能失调或靶器官效应异常，从而导致异常子宫出血。青春期异常子宫出血是以性腺轴的功能与调节不完善为主要原因；围绝经期异常子宫出血主要因卵巢功能衰退，性激素对下丘脑及垂体的正反馈作用消失，不能排卵，子宫内膜发生增生过长而引起；生育期异常子宫出血由于下丘脑的促性腺激素分泌不足，卵巢中卵泡发育欠佳，但能持续分泌激素使子宫内膜增厚，一旦雌激素水平不能维持子宫内膜生长，即发生异常出血。

三、从脾胃论治思路

（一）立论依据

从崩漏的病因病机来看，与脾胃关系密切，而从脾胃论治崩漏，历代医家对其论述较多。如张景岳在《景岳全书·妇人规》中提出"先损脾胃，次及冲任，未有不由忧思郁怒先伤脾胃，次及冲任而然者。"清·沈金鳌《妇科玉尺》中指出："思虑伤脾，不能摄血，致令妄行。"均明确指出崩漏的发病原因与忧思郁怒、思虑伤脾有关。脾胃气弱，中气不足，统摄无权，而致任冲亏虚不固，使经血不循经循时而下，渐致崩漏。明·万全在《万氏妇人科》中提出因脾虚致崩的观点："妇人崩中之病，皆因中气虚，不能收敛其血，加以积热在里，迫血妄行，故令经血暴下而成崩中。"从病机上明确了脾胃虚弱，脾胃气虚，故经血漏下不止。

因脾胃为元气之根本，气为血之帅，气行则血行，气虚则推动无力，血行迟缓而成瘀，瘀阻冲任，血不归经，发为崩漏。故清·王清任在《医林改错》中指出的"元气既虚，必不能达于血管，血管无气，必停留而瘀"指出了脾胃气血虚弱，运血无力，久则致瘀，瘀血阻冲任胞宫，血不归经而妄行，遂成崩漏。血气之行，外循经络，内荣脏腑，而冲任伤损，不能制约经血，经脉错乱，大血暴下，如山之崩。重则为崩，轻则为漏，崩漏不止，气血皆虚，故崩漏的治疗多以宜脾胃为先，兼顾于肾，补脾胃之气，化瘀阻，使经血循经循时而下，脾胃气血足，固摄有源，则经血按时满盈而下。

（二）治疗思路

脾为后天之本，气血生化之源，具有生血、统血之功。崩漏者，血非时而下，脾虚则生血无源，肾气失养，其统摄无权，肝气旺则君相两火相鼓，而致血热妄行不循常道。脾气不足，中气下陷，冲任不固，血失统摄或肝气郁结，气郁化火，损伤冲任，迫血妄行均会导致异常子宫出血的发生。异常子宫出血的病因病机责之于脾胃，虚则气不摄血而外泄；郁则气血瘀滞不行；气虚运血乏力致瘀，血不归经。因此临床治疗，应重在调肝脾与心肾。首先应分清寒热、虚实，以指导临床用药。虚则补之，实则通之，寒则热之，热则寒之。育龄期妇女主要因胎产、哺乳或劳作伤于气血，脾胃受损，脾气下陷，统摄无权，冲任失固，血海蓄溢失常而成崩漏，治疗尤应重视调补脾胃，以此为基本大法。

此外，根据月经周期及年龄的不同，治法亦不同。青春期异常子宫出血多为肾虚，育龄期异常子宫出血多为脾虚胃弱，绝经前后异常子宫出血多为肝阴虚。

（三）用药特点

异常子宫出血的用药治疗思路，应按塞流、澄源、复旧的治疗原则进行，根据脾胃在异常子宫出血中的作用，出血期治疗以补脾益气，固崩止血为主，以固冲汤为主方进行加减；血止后以"调整月经周期"为治则，以健脾益气固肾为主，补中益气汤合归肾丸为主方加减。

常用的健脾益气药以黄芪、党参、炒山药、人参、白术、甘草、茯苓等为主；血流不止者，加煅龙骨、煅牡蛎、海螵蛸、仙鹤草、白及加强收敛止血；血色鲜红有热者，加白茅根、地榆炭、牡丹皮、赤芍凉血止血；同时结合阴道彩超的检查，若出血期子宫内膜较厚、剥脱欠利者，主方常加三七、三棱、莪术、益母草、泽兰活血破瘀以促进子宫内膜的剥脱；有附件囊肿者，加浙贝母、夏枯草、荔枝核、橘核等软坚散结。血止期后可加白芍、当归补血养血疏肝，覆盆子、补骨脂补益肝肾。

四、典型病案

王某，女，36 岁，已婚。2017 年 2 月 14 日初诊。

主诉：阴道不规则流血 1 月余。

现病史：平素月经周期 28 天，经期 3 天，量中，色红，无血块，腰酸困。末次月经：2017 年 1 月 9 日，至今仍未干净，色淡红。诉 1 月 12 日经量增多。刻下症：近日头晕、头痛，气短神疲，腰部酸困，手足不温，纳可，寐差，二便调。舌淡、苔薄白，脉沉细。

婚育史：已婚，育 1 女，体健。

辅助检查：妇科彩超示，子宫内膜厚度 0.5cm。

西医诊断：异常子宫出血。

中医诊断：崩漏（脾气虚弱，中气不足）。

治法：补脾益气，固崩止血。

处方：固冲汤合归脾汤加减。生黄芪 30g，炒山药 10g，山萸肉 24g，煅龙骨 24g，煅牡蛎 24g，海螵蛸 15g，甘草 10g，酒白芍 10g，地榆炭 10g，白茅根 10g，覆盆子 10g，当归 10g，龙眼肉 10g，制远志 10g，木香 10g，炒酸枣仁 20g，茯神 10g，炒白术 15g，党参 10g。5 剂，水煎，1 日 1 剂，早、晚分服。

复诊一：患者诉服第 3 剂药后经净。现仍自觉乏力，偶有头晕，腰部酸困，手足不温，纳可，寐差，二便调。舌质淡红、苔薄白，脉沉细。考虑患者阴道流血 1 月余，血虚气无以帅，故采用益气补血、健脾养心为主。

处方：补中益气汤合归脾汤加减。黄芪 30g，党参 15g，炒白术 15g，茯苓 15g，升麻 6g，柴胡 6g，当归 10g，陈皮 10g，炙甘草 6g，茯神 15g，柏子仁 15g，龙眼肉 15g。7 剂，水煎，1 日 1 剂，早、晚分服。

复诊二：患者诉服药后乏力、头晕症状减轻，仍觉手足不温，腰部酸困，纳可，夜寐安，二便畅。舌淡红、苔薄白，脉细。以健脾养心、温肾助阳为主。

处方：归脾汤合右归丸加减。黄芪 30g，党参 15g，炒白术 15g，茯苓 15g，山药 15g，山萸肉 10g，当归 10g，菟丝子 10g，炙甘草 6g，制附片 10g（先煎），肉桂 10g，熟地黄 15g，补骨脂 15g，杜仲 15g。7 剂，水煎，1 日 1 剂，早、晚分服。

复诊三：患者诉自觉近日乳房胀痛，腰部酸困，平素怕冷，纳可，夜寐安，二便畅。舌质淡红、苔薄白，脉细。患者处于月经前，治疗以补肾健脾为主，辅以活血化瘀，助子宫内膜增长，为月经来潮做准备。

处方：右归丸加减。制附片 10g（先煎），肉桂 10g，熟地黄 15g，山茱萸 6g，菟丝子 15g，桑寄生 15g，续断 15g，巴戟天 15g，茯苓 15g，炒白术 15g，炒山药 15g，杜仲 12g，益母草 15g，路路通 15g，王不留行 15g，黄芪 30g，党参 15g，丹参 15g。7 剂，水煎，1 日 1 剂，早、晚分服。

复诊四：患者诉 3 月 15 日月经来潮，月经量少，色暗红，行经 7 天经净。无腹痛，偶有腰酸，乏力较前明显好转。舌淡红、苔薄，脉细。以补脾益气固肾法治疗。

处方：归肾丸合补中益气汤加减。熟地黄 15g，山药 15g，山萸肉 10g，当归 10g，杜仲 15g，菟丝子 10g，黄芪 30g，党参 15g，炒白术 15g，茯苓 15g，升麻 6g，柴胡 6g，陈皮 10g，炙甘草 6g。7

剂，水煎，1 日 1 剂，早、晚分服。

后随访半年，月经正常。

按语：金·李东垣《兰室秘藏》载："妇人脾胃虚损，致命门脉沉细而数疾，或沉弦而洪大有力，寸关脉亦然。皆由脾胃有亏，下陷于肾，与相火相合，湿热下迫，经漏不止。"强调脾胃虚损在崩漏病发展变化中的重要性，冲任损伤，脾胃亏耗不能摄血，经血无所固，暴下发而为崩。因此，脾气亏虚、脾统血功能失常，不能发挥其摄血归经之用，则经血不固、暴崩而下。故治疗上强调补土培中，出血期以固冲汤为主加减，血止后以补中益气汤或归脾汤加减，大量用参、芪、术等补益中焦脾胃之品，同时不忘填补精血益气固肾，标本兼治，收到良好效果。

临证中，患者以阴道流血淋漓不净数日为主诉来就诊，首先要进行鉴别诊断。以排除子宫肌瘤、内膜息肉、节育环等原因。以子宫内膜厚度为用药依据，若流血期间子宫内膜厚度大于 1.0cm，加用活血化瘀药助子宫内膜脱落则血止；若子宫内膜厚度在 0.5cm 以下，加用补肾固冲药助子宫内膜修复；若子宫内膜厚度处于两者之间，用药要把握通补并用的原则。慎用一些止血收涩寒凉之药，以防复伤脾胃。

第二节 闭 经

一、概述

闭经为常见的妇科症状，临床表现为无月经或月经停止。根据既往有无月经来潮，分为原发性闭经和继发性闭经两类。原发性闭经指年龄超过 14 岁，尚无第二性征发育；或年龄超过 16 岁，虽有第二性征发育，但无月经来潮。继发性闭经指正常月经建立后月经停止3个周期或6个月以上。妊娠期、哺乳期、绝经后的闭经以及少女初潮后1年以内有闭经者，称生理性闭经。本病以持续性月经停闭为特征，属于临床常见病、疑难病，病程长，病机复杂。因先天性生殖器官发育异常，或后天器质性损伤而闭经者，药物治疗很难奏效，不属本节讨论范围。

西医学按生殖轴病变和功能失调的部位将闭经分为5类：下丘脑性闭经、垂体性闭经、卵巢性闭经、子宫性闭经及其他内分泌腺异常性闭经。

1. **下丘脑性闭经**：下丘脑受中枢神经系统控制，过度精神紧张、忧虑、恐惧、生活环境改变，均可引起中枢神经系统与丘脑下部功能失调，出现闭经。其他如严重营养不良，特别是神经性厌食症、消耗性疾病、严重贫血等，都可影响下丘脑GnRH的合成分泌，而引起闭经。长期服用某些药物如利血平、氯丙嗪及避孕药等，也可引起闭经。

2. **垂体性闭经**：多见于继发性闭经，因垂体受损引起功能不全，常见于产后大出血伴休克、严重的产后感染或弥漫性血管内凝血（DIC）时，致垂体前叶缺血坏死，随之出现功能减退、闭经，亦称席汉综合征，常伴消瘦、消化不良、畏寒、乏力、性器官萎缩、基础代谢低及毛发脱落等。发生在青春期前的垂体肿瘤可导致原发性闭经，垂体肿瘤可发生于蝶鞍内或外，可因机械性压迫或因肿瘤本身的异常功能导致闭经、性功能减退及其他有关症状，如视野障碍、头痛、泌乳和肢端肥大症等。

3. **卵巢性闭经**：因卵巢病变引起的闭经。先天性卵巢缺如或性腺发育不良，占原发闭经者的12%～20%，多由性染色体异常引起。由于性染色体异常，卵巢不能正常生长和发育，卵巢呈条索状纤维组织，典型的临床特征为身材矮小、蹼颈、肘关节外翻、智力低下、后发际低及第二性征不发育等。其他原因有卵巢功能早衰、手术切除、放射治疗后，以及卵巢男性化肿瘤等。

4. 子宫性闭经： 先天性阴道及（或）子宫缺如，或发育不良均可引起原发性闭经。睾丸女性化（男性假两性畸形）是一种罕见的遗传性家族性疾病，由于体表形态为女性，常因无月经而来妇科就诊。另外，因过度刮宫或严重感染，如结核等造成内膜损伤或粘连，哺乳时间过长使子宫内膜萎缩等，均可引起继发性闭经。

5. 其他内分泌腺异常性闭经： 肾上腺、甲状腺及胰腺等功能紊乱也可影响月经。如肾上腺皮质功能亢进或减退、甲状腺功能亢进或减退及糖尿病等，都能通过丘脑下部影响垂体功能而引起闭经。

对于闭经的诊断需参考以下几点。

1. 病史： 首先通过了解病史，区分原发闭经与继发闭经。对原发闭经者，应了解其家族史、生长发育史及有无因某种严重疾病影响其发育等，要询问第二性征发育情况（乳房及毛发分布），了解子宫发育情况，确定第二性征存在或第二性征缺乏。对继发闭经者应了解过去月经情况、闭经期限、闭经前有无诱因、诊治情况、曾是否用过内分泌治疗及对各种治疗的反应、健康状况及生育、生活和工作情况等。

2. 症状： 年龄超过 14 岁，尚无第二性征发育；或年龄超过 16 岁，虽有第二性征发育，但无月经来潮。或正常月经建立后月经停止 3 个周期或 6 个月以上。注意体格发育和营养状况，有无厌食、恶心，有无周期性下腹疼痛，有无体重改变，有无婚久不孕、痤疮、多毛、头痛、复视、溢乳、烘热汗出、烦躁、失眠、阴道干涩、畏寒肢冷、性欲减退等症状。

3. 检查

（1）全身检查：观察患者体质和精神状态，形态特征和营养状况，全身毛发分布和身高、体重，女性第二性征发育情况等。注意发育、营养、胖瘦状态、智力以及毛发多少、乳房有无乳汁分泌等。

（2）妇科检查：了解内外生殖器官发育情况，有无缺失、畸形、肿块或萎缩。

（3）辅助检查：血清激素测定，如卵巢激素、促性腺激素、催乳素及甲状腺、肾上腺功能测定，对于诊断下丘脑－垂体－卵巢性腺轴功能失调性闭经具有意义。基础体温测定有助于诊断卵巢性闭经。超声及影像学检查可了解子宫、卵巢大小及卵泡发育、内膜厚薄等情况，必要时可行 CT 或 MRI 等检查。诊断性刮宫手术，或宫腔镜、腹腔镜检查等，可协助判断闭经的原因。

二、病因病机

中医认为闭经的病因病机首分虚实两类，虚者多因精血不足，血海亏虚，无血可下；实者多为冲任胞脉被阻，冲任瘀滞，脉道不通，经血不得下行。实者有气滞血瘀的冲任受阻及痰湿阻滞的胞脉不畅；虚者主要有先天不足的肝肾虚损、阴虚血燥，后天不足的脾气虚弱、气血亏虚。

西医学认为闭经有原发性和继发性两类。原发性闭经较少见，多为遗传学因素或先天发育缺陷引起，约30％患者伴有生殖道异常。继发性闭经主要由于下丘脑－垂体－卵巢－子宫轴功能障碍及下生殖道发育异常所致，其中下丘脑异常最常见。

三、从脾胃论治思路

（一）立论依据

宋·陈自明在《妇人大全良方》中记载："夫妇人月水不通者，肠中鸣则月水不来，病本在胃。胃气虚，不能消化水谷，使津液不生血气故也。"明确指出了闭经的发生，病变部位在脾胃。脾胃受伤，气血生成受损，见经闭不行，其病因病机主要有脾胃虚弱、脾虚气郁、脾虚痰盛。

宋·陈沂《陈素庵妇科补解》中提到"经水补不通有属积痰者，大率脾气虚，土不能制水，水谷不能化精，生痰不生血。痰久则下流胞门，闭塞不行，或积久成块，占住血海，经水闭绝"。晋·竹林寺僧《竹林寺女科》中云："形肥痰凝壅滞，经络气虚血燥，致伤经不行；形盛之妇，躯脂迫塞，痰涩壅盛，血滞而经不行。"明确提出来痰湿瘀阻形成的原因与脾的运化有关，脾虚则运化水液功能失常，水液内停，日聚成痰，冲任二脉被阻，痰阻气机，气滞血瘀，源断其流而致闭经。

明·薛立斋《女科撮要·经闭不行》载："夫经水阴血也，属冲任二脉主，上为乳汁，下为血水。其为患有因脾虚而不能生血者；有因脾郁伤而血耗者；有因胃火而血消烁者；有因脾胃损而血少者……治疗之法，若脾虚而不行者，调而补之；胃火而不行者，清而补之……"，明确提出经行停闭与脾虚、胃火相关，其治疗则以调脾以补血，清胃以补血为主。

（二）治疗思路

依据脾胃与月经的生理关联，脾胃虚损使气血生化无源，脾虚肝气不舒则血滞不行，脾虚水湿内停致痰湿内生，最终形成闭经。脾胃在月经形成及行经过程中起到至关重要的作用，脾胃为女子经血化生之源。脾主运化，胃主腐熟水谷，若脾胃虚弱，水谷精微不能化生，经血乏源则致闭经；若脾胃消化功能不足，饮食口味失乏，营养摄入不足，血气无以化源则致闭经。故治疗尤重视补益脾胃，使气血充盛，经行畅流。正如《竹林寺女科》所载："脾胃伤损，饮食减少，气耗血枯，而经不行。治宜补脾胃、养气血，气血充盈，则经自调矣。"

临证治疗经闭，因饮食不节，过于劳累，损伤脾胃，治疗宜扶脾胃正气以得运化；因过服攻伐药，伤其中气，以致血少不行，用健脾胃药使脾旺则生血，而经自行；因饮食积滞，致损脾胃，宜消积补脾助运化。经闭无论虚实，伤及脾胃者居多。同时，注重青春期闭经以补肾为主，辅以健运脾胃；育龄期以疏肝为主，辅以补脾胃；绝经前后以补脾胃为主，辅以补肾。故固护脾胃，养其生化之源，为通经之基础。

另外，对于经闭患者，还需要结合西医学辅助检查，如妇科彩超子宫大小、子宫内膜厚度和性激素六项等，首先要分清是原发性还是继发性，是器质性还是功能性，年龄段是青春期或育龄期或绝经期。

（三）用药特点

闭经的形成，以脾虚肝郁肾虚、冲任失调为主。治疗时要重视标本兼治，促使月经来潮。以健脾补肾、疏肝活血为主要治法。

临床用药偏气血亏虚者，以人参养荣汤加减；偏肝气郁滞者，逍遥散加减；偏痰湿盛者，苍附导痰汤加减，无不体现健脾养血、健脾行气、健脾化痰的治疗思路。

常用药物：党参、黄芪、茯苓、炒白术、山药以健运脾胃，补中益气；苍术、香附、半夏、陈皮、南星、枳壳、甘草燥湿化痰，健脾和胃；熟地黄、山茱萸、菟丝子、桑寄生、杜仲、续断、紫石英以补肝肾；香附、鸡血藤、丹参以活血化瘀通络；若泌乳素偏高者，可加炒麦芽、钩藤以降泌乳素。

同时，需要结合月经周期的调节。月经前，健脾补肾的同时，加以活血化瘀，有助于月经来潮。若经后有小腹、腰部坠胀、寐差夜梦多，属脾虚气弱之象，可以补中益气汤合归肾丸补脾益气扶正，以调整月经周期，治疗时应把握"肾为先天之本，脾胃为后天之本"

的原则，健运脾胃以充先天之本，最终达到月经来潮的目的。脾胃虚弱为闭经重要病机，经水不行，脾胃损伤而致者。若因饮食劳倦损伤脾胃，少食恶味，泄泻疼痛，或误服汗下攻克之药伤其中气，致血少不行，只宜调养脾胃，用白术、茯苓、白芍、黄芪、甘草、当归、麦冬、川芎、柴胡之类以壮脾生血，则经自行；若饮食积滞致伤脾胃，则消积补脾，治疗用方八珍汤、补中益气汤等。体现甘温之方护中州脾胃之气。

四、典型病案

辛某，女，27岁，已婚。2017年5月22日初诊。

主诉：闭经半年。

现病史：15岁月经初潮，平素月经量少，月经周期渐至延迟，甚则2～6个月一行。末次月经2016年11月5日。经量少，色暗红，经前乳房胀痛。刻下症：形体肥胖，面色萎黄，神疲乏力，平素畏寒喜暖，自觉手足心潮热，烦躁易怒。纳食差，寐差。舌红、苔薄黄，脉弦细。

辅助检查：妇科彩超示，子宫内膜厚度0.4cm。激素六项示：尿促卵泡素（FSH）5.04IU/L，黄体生成素（LH）4.15IU/L，雌二醇（E_2）363.7pmol/L，黄体酮（P）0.82nmol/L，睾酮（T）1.07μmol/L，泌乳素（PRL）50.87μg/L。

西医诊断：继发性闭经。

中医诊断：闭经（脾虚肝郁、冲任失调）。

治法：补脾养血，疏肝解郁，调理冲任。

处方：补中益气汤合逍遥散加减。党参15g，生黄芪30g，茯苓15g，炒白术12g，升麻6g，柴胡6g，白芍10g，陈皮12g，菟丝子15g，当归12g，山药15g，香附12g，鸡血藤15g，丹参30g。7剂，水煎，每日1剂，早、晚分2次服。

复诊一：诉月经仍未来潮。服药后无不适，自觉精神尚可，乏力较前好转，纳食渐多，情绪好转，夜寐尚安，二便畅。现自觉乳房微胀，腰骶部酸困。舌质偏红，苔薄黄，脉弦细。考虑患者阴精渐充，但冲任气血未调，乳房微胀，有月经来潮感。故采用健脾行气、活血化瘀，顺应月经来潮。

处方：四君子汤合桃红四物汤加减。桃仁10g，红花15g，川芎10g，赤芍10g，当归10g，路路通15g，丹参30g，益母草15g，泽兰10g，川牛膝15g，党参15g，茯苓15g，炒白术12g，香附12g。7剂，水煎，每日1剂，早、晚分服。

复诊二：服药第5剂（6月5日）时月经来潮，量少，色淡，有少许血块，小腹疼痛、冰凉，偶有腰部酸困，舌质淡红、苔薄白，脉细。因在经期，故以少腹逐瘀汤加减，以达排旧生新、活血止痛的目的。

处方：当归15g，川芎10g，益母草15g，泽兰10g，川牛膝10g，制香附12g，延胡索6g，小茴香6g，王不留行15g，蒲黄9g，五灵脂6g。3剂，水煎，每日1剂，早、晚分服。

复诊三：月经第15天。自述上次月经6天干净，量少，色淡，伴小腹、腰部下坠感。现寐差，夜梦多。

处方：补中益气汤合归肾丸加减。黄芪30g，党参15g，茯苓15g，炒白术15g，柴胡6g，郁金10g，炙甘草6g，香附12g，桑寄生15g，菟丝子15g，山药15g，熟地黄15g，当归10g，茯神15g，远志10g，合欢皮15g。14剂，水煎，每日1剂，早、晚分服。

复诊四：服药后月经来潮（7月3日），行经5天，量可，色红，无血块，无不适。继用归肾丸加减，7剂，以固疗效。

按语：本例患者，因脾虚肝郁为主，导致冲任失调，月经不至。治疗分三个阶段：月经来潮前，以健脾疏肝为主，基础方为补中益气汤合逍遥散加减；月经来潮时以行气活血为主，基础方为桃红四物汤加减；月经来潮后以健脾补肾为主，基础方为补中益气汤合归肾丸加减，从而达到益气养血、补肾通经的作用，充分体现"经前勿滥补，经后勿滥攻"的治疗思路。另外，在临床治疗中，随着生活环境的改变，高脂高热量饮食以及工作压力因素，使年轻妇女体质发生了改变，单纯脾胃虚弱的已少见，脾胃虚弱常兼见肝气郁滞，故治疗往往健脾与疏肝行气同步进行。

第三节 月经后期

一、概述

月经后期是指月经周期错后 7 天以上，甚至 3～5 个月一行者。月经后期可伴经量过少，也可发展为闭经。西医学称为"月经稀发"。月经后期是月经病的常见症状之一，多见于多囊卵巢综合征（PCOS）的患者，故本节重点围绕 PCOS 引起的月经后期进行论述。

PCOS 是生育年龄妇女常见的内分泌疾病之一，以雄激素过高的临床或生化表现、持续无排卵、卵巢多囊改变为特征，常伴有胰岛素抵抗和肥胖，其病因尚不明确，可能与遗传、营养、心理因素有关，多因精神、药物等多种因素的综合影响，心理因素很可能是其重要诱因和导致其远期并发症的重要因素。临床以多毛、肥胖、月经稀发、不规则子宫出血、闭经、不孕等症状为主要表现。在我国，该病的发病率逐年增高，其中在育龄期女性中发病率达 5%～10%，PCOS 可分为肥胖型（OB）和非肥胖型（NOB）两类。

1. **PCOS 的诊断是排除性诊断**。因临床表型的异质性，诊断标准存在争议。国际上先后制定多个诊断标准，目前采用较多的是鹿丹标准：①稀发排卵或无排卵；②高雄激素的临床表现和（或）

高雄激素血症;③卵巢多囊改变,超声提示一侧或双侧卵巢直径 2～9mm 的卵泡 ≥ 12 个,即卵巢多囊样改变,和(或)卵巢体积增大。3 项中符合 2 项并排除其他高雄激素病因,如先天性肾上腺皮质增生、库欣综合征、分泌雄激素的肿瘤,即可诊断。

2. PCOS 临床表现:PCOS 多起于青春期,主要临床表现包括月经失调、雄激素过量和肥胖。

①月经失调:月经稀发或闭经,闭经前常有经量过少或月经稀发,少数可表现为不规则子宫出血,月经周期或行经期或经量无规律性。②多毛、痤疮:由于雄激素升高,出现不同程度的多毛,以性毛为主,阴毛浓密且呈男性型倾向,延及肛周、腹股沟或腹中线,也可见上唇、下颌、或乳晕周期有长毛等。同时伴痤疮、面部皮脂分泌过多、黑棘皮症、声音低粗、阴蒂肥大、出现喉结等男性化征象。③肥胖:体重超过 20% 以上,体重指数 ≥ 25 者占 30%～60%。肥胖多集中于上身,腰围 / 臀围比例 > 0.80。多自青春期开始,随年龄增长而逐渐加重。④不孕:由于长期不排卵,患者多合并不孕症,有时可有偶发性排卵或流产。⑤黑棘皮症:阴唇、颈背部、腋下、乳房下和腹股沟等处皮肤皱褶部位出现褐色色素沉着,呈对称性,皮肤增厚,质地柔软。

3. PCOS 辅助检查

①血清生殖激素测定:血 LH 与 FSH 比值与浓度均异常,呈非周期性分泌,大多数患者 LH 增高,而 FSH 相当于早期卵泡期水平,LH/FSH ≥ 2.5～3。雄激素过多,睾酮、雄烯二酮、脱氢表雄酮(DHEA)、脱氢表雄酮类(DHEAS)水平均可增高。PRL 可轻度升高。②基础体温测定:判断有无排卵,排卵者呈双相型,无排卵者一般为单相型。③超声检查:卵巢增大,包膜回声增强,轮廓较光滑,间质回声增强,一侧或两侧卵巢各有 12 个及以上直径 2～9mm 无回声区,围绕卵巢边缘,呈车轮状排列,称为"项链

征"。连续监测未见主导卵泡发育及排卵迹象。也可见到单侧或双侧卵巢增大 2 ~ 3 倍。④腹腔镜检查：见卵巢增大，包膜增厚，表面光滑，呈灰白色，可见其下有毛细血管网。包膜下显露多个卵泡，无排卵征象，如无排卵孔、无血体、无黄体。

二、病因病机

月经后期主要病机有虚、实之分，虚多以精血不足，冲任不充，血海不能按时满溢而发病；实多以邪气阻滞或情志不遂，气郁血滞、冲任不畅而致，常见的病机有肾虚、血虚、气滞和痰湿等。根据 PCOS 的临床特点，其病机主要是肾—冲任—胞宫之间生克制化关系的失调，而痰湿又是主要因素。肾虚天癸迟至，脾虚内生痰湿，阻塞冲任，胞脉不畅，血行瘀滞，致月经停闭、稀发、量少或紊乱。其病机是肝、肾、脾功能失调，冲任气血失和，或痰湿内壅，多从"脾虚""痰湿""阳虚"三个方面论治。

西医学认为 PCOS 的主要临床症状之一为月经稀发，其发生主要是由于下丘脑 - 垂体 - 卵巢轴功能障碍及卵巢自身类固醇激素合成转化代谢过程中生物酶缺乏所致，亦可能与肾上腺皮质功能、高胰岛素血症和胰岛素抵抗及染色体异常等因素有关。主要发病机制可以推断为以胰岛素抵抗为起点，继而引发高雄激素血症、LH/FSH 比值升高、持续性排卵障碍、卵巢多囊化等。因其病机与肾虚、脾虚有关，脾的功能与物质的能量代谢密切相关。脾虚则运化失职，葡萄糖、氨基酸、脂肪酸等精微物质不能为机体所用，形成多余的膏脂，膏脂流注血脉而致血脂、血糖异常，引发糖脂代谢紊乱、肥胖等疾病。而糖脂代谢紊乱又可直接影响 LH 分泌，引发雄激素水平升高。

三、从脾胃论治思路

（一）立论依据

《脾胃论·脾胃盛衰论》云"夫脾胃不足，皆为血病"，月经的主要成分是血液，脾是气血生化之源，故脾胃功能异常，则月事不调。如脾胃消化、吸收、输布功能异常则水湿不化，聚而成痰、成饮，留贮体内渐成多囊。脾气亏虚，不能充养先天肾精、天癸，导致血海空虚致月经后期；脾阳虚衰，温煦功能不足，易生痰化湿；脾损则饮食不化，水湿不运，阻滞气机，致肝失疏泄，气机不利，血脉运行不畅，阴阳不得转化，卵子破膜无力，导致排卵障碍，进而不孕；脾气受损，气虚无力运血，血滞成瘀，痰浊与气血搏结为"癥瘕"，即西医学所说的卵巢成多囊性改变。

《丹溪心法·子嗣》云："若是肥盛妇人，禀受甚厚，恣于酒食之人，经水不调，不能成胎，谓之躯脂清溢，闭塞子宫。"提出了因饮食不节而致肥胖之人，多有月经不调、不孕、闭经等出现。PCOS造成月经后期，患者多形体肥胖，或肥胖后造成月经后期，其病机多与脾肾二脏关系密切，多因脾肾阳虚而形成痰湿所致。肾阳司气化，主前后二阴，有调节水液的作用。阳虚气化不利，水液失调，停聚而致痰湿，痰湿内塞，闭塞子宫，胞脉不通致闭。脾阳虚运化失职，水谷不能化生精血而生痰脂，湿聚脂凝，脉络受阻，胞脉闭塞，遂成闭经。

《万氏妇人科》认为"惟彼肥硕者，膏脂充满，元室之户不开；挟痰者，痰涎壅滞，血海之波不流"，故有月经过期而行，或者数月经一行，或者"为浊，为带，为经闭"的情况。提出了肥胖之人，懒怠少动，气机失于条畅，脾胃呆滞，升降失司，运化失职，饮食精微不能正常运化，聚湿成痰，变生PCOS。

（二）治疗思路

脾胃发病的基本病因是饮食不节。如饮食过饱，超过脾胃运化所能承受的能力，可致积食内停，日久则聚湿、化痰、生热，损伤脾胃。现代人的生活节奏快，工作压力大，饮食常不规律，或饥饱失常，或偏食生冷、辛辣、肥甘厚腻之品，脾胃易于失调，致生湿聚痰，痰湿和脂膜壅塞则成肥胖、经水过期不行等。

月经后期被诊断为 PCOS 的患者，治疗总以调整月经周期为主要原则，遵以"平时治本，急时治标"。尤重视补脾益肾，促月经正常规律；实脾理气疏肝，促气血和畅，助正常排卵；健脾豁痰除湿，以治肥胖、多毛、卵巢多囊化等症状；温补脾阳，使湿邪得化，胞宫温煦。针对青春期女性，以控制体重，健运脾胃、化湿祛瘀以助正常行经；对于育龄期具有生育要求的女性，以促排卵为主要目的。无论青春期、育龄期，用药不忘健运脾胃以达行经、受孕之功。PCOS 症状复杂多变，迁延难愈，多有兼证，如肾虚肝郁、肝肾虚血瘀、肾虚痰瘀、肝郁血滞、肝郁火旺、痰湿血瘀，冲任失调。治疗当以调补肝脾肾、调养气血为主。肝脾肾协调，精血藏泄有度，气血和畅，则冲任通盛而经调。

（三）用药特点

多囊卵巢综合征所致的月经后期，临床表现以肥胖、多毛等痰湿症状为主。脾主运化水湿，根据脾胃的生理特点与多囊卵巢综合征患者的临床表现，立足于脾虚、痰湿、阳虚理论，以本虚标实为主，临床治疗以健脾胃为基础，辅以补肾疏肝、化湿祛痰、温补脾阳为基本法则。

基础方以苍附导痰丸加减治疗。其中偏气虚者，合补中益气汤或八珍汤加减；偏气郁者，合逍遥散加减；偏阳虚者，合右归丸加减。体肥胖者，加泽泻、泽兰、荷叶、山楂；怕冷明显、舌苔白厚腻者，加高良姜、桂枝、小茴香、乌药、艾叶；瘀阻明显者，加丹参、赤芍、牡丹皮；烦重者，加郁金、合欢花疏肝活血行气；畏寒重者，加蛇床子、淫羊藿、巴戟天温补肾阳，助子宫内膜增长；经前加王不留行、路路通行气通络；经期加桃仁、红花、三棱、莪术、川牛膝活血化瘀，助经血畅流。血虚重者，宜加人参养荣汤。有溢乳表现诊断为高泌乳素血症患者常加用谷麦芽、生山楂，取其有回乳之作用，脾胃健旺，运化正常，精微充足，气血旺盛，则冲脉之血亦盛；血海满盈，为女子经血提供物质基础，经血按期而下。

四、典型病案

张某，女，25 岁，未婚。2017 年 3 月 28 日初诊。

主诉：月经延迟 2 月余。

现病史：患者近半年因劳累出现月经周期推后，经量减少，色暗红，质黏稠，有血块。刻下症：形体肥胖，近半年体重增加 5kg，神疲乏力，困倦嗜睡，口黏。舌质红、苔白厚腻，脉滑。平素畏热，性急易怒。

月经史：初潮 12 岁，平素月经周期 30～90 天，行经 3～5 天，量少，色暗，有血块，经行腰酸，经前乳房胀痛，末次月经 2017 年 1 月 15 日。

辅助检查：妇科彩超（2017 年 3 月 16 日），子宫内膜厚度 0.8cm，左侧卵巢内可见 12 个直径 0.2～0.5cm 圆形无回声团，右侧卵巢内可见 14 个直径 0.3～0.6cm 圆形无回声团。激素六项：FSH 6.74mIU/mL，LH 18.80mIU/mL，E_2 69.94pg/mL，PRL 179.2μIU/mL，P0.050ng/mL，T0.340ng/mL。

西医诊断：多囊卵巢综合征。

中医诊断：月经后期（脾虚肝郁痰凝证）。

治法：健脾化痰，疏肝解郁。

处方：苍附导痰丸合逍遥散加减。苍术 15g，香附 12g，陈皮 15g，姜半夏 9g，茯苓 15g，党参 10g，当归 10g，白芍 12g，柴胡 10g，甘草 6g，郁金 12g，合欢花 12g，王不留行 15g，路路通 15g，桃仁 10g，红花 10g，三棱 10g，莪术 10g，蛇床子 10g，川牛膝 10g，泽泻 10g，荷叶 15g。7 剂，水煎，1 日 1 剂。

复诊一：月经未潮，服药后大便稀，一日 2 次，在上药中加炒白术 20g，炒薏苡仁 30g，炒白扁豆 15g。7 剂，水煎，1 日 1 剂。

复诊二：月经来潮，末次月经 4 月 12 日，5 天净，量少，色红。

处方：苍附导痰丸合左归丸加减。苍术 15g，香附 12g，陈皮 15g，姜半夏 9g，茯苓 15g，党参 10g，炒白术 20g，炒薏苡仁 30g，炒白扁豆 15g，当归 10g，白芍 12g，甘草 6g，巴戟天 12g，蛇床子 10g，熟地黄 20g，山药 10g，山萸肉 10g，泽泻 10g，荷叶 15g。14 剂，水煎，1 日 1 剂。

复诊三：服药无明显不适。月经第 18 天查盆腔 B 超：子宫内膜厚 1.0cm，右卵巢 3.4cm×1.7cm，左卵巢 3.1cm×1.5cm，双侧卵巢仍见超过 10 个且小于 1cm 的卵泡。乏力减轻，乳房略胀，舌淡红，苔薄腻，脉滑。

处方：苍附导痰丸合逍遥散加减。苍术 20g，香附 12g，陈皮 15g，姜半夏 9g，茯苓 15g，党参 10g，当归 10g，白芍 12g，柴胡 10g，甘草 6g，郁金 12g，合欢花 12g，王不留行 15g，路路通 15g，红花 10g，蛇床子 10g，川牛膝 10g，泽泻 10g。14 剂，水煎，1 日 1 剂。

后患者按此周期进行治疗，继续服药 3 个月，月经量恢复正常，且体重减少 3kg。

按语：本例患者，因平素饮食不节，且喜嗜食肥甘厚味，加之思虑过多则伤脾，脾失健运，湿聚成痰，痰湿脂膜阻滞冲任胞宫，导致月经后期、月经过少、闭经等。治疗时注重健脾利湿化痰，疏肝解郁，方选苍附导痰丸以合逍遥散中加减。方中党参、白术、茯苓、甘草健脾益气，陈皮、姜半夏、苍术燥湿化痰，香附、柴胡、郁金、合欢花、王不留行、路路通疏肝行气，湿化痰去，气行血通，月经来潮。

另外，本病的治疗应根据临床表现的不同而随证调整治疗的侧重点，如或侧重补肾，或侧重疏肝，或侧重补冲任，或侧重活血或兼以化痰，或兼补气血，或肝肾脾气血痰瘀多靶点照顾，尽量做到治疗个性化，以提高疗效。将调补肝肾脾、调养气血联合应用，可促使体内复杂的内分泌及代谢环境达到整体平衡，从而有利于卵巢功能的恢复。子宫内膜容受性的增强和黄体功能的改善，可以提高胚胎的着床率和妊娠率。建议患者改变生活方式和饮食习惯，提倡低盐、低脂饮食，控制饮食和加强锻炼等生活方式的调整有利于改善症状，促进排卵。

第四节　月经量少

一、概述

月经周期正常，经量明显少于既往，经期不足 2 日，甚或点滴即净者，称"月经量少"，亦称"经水涩少""经量过少"。月经过少伴见月经后期者，可发展为闭经。西医学中的卵巢功能储备下降、性腺功能低下、子宫发育不良、子宫内膜结核、盆腔炎症或刮宫过深引起的月经过少可参照本病辨证治疗。本节重点围绕卵巢储备功能下降引起的月经量少进行讨论。

卵巢储备功能是指卵巢内卵泡生长、发育，以及形成可受精卵母细胞的能力,是衡量女性生育潜能的重要标志,包括卵巢内存留卵母细胞的质量和数量,同时亦可反映女性的内分泌功能。而卵巢储备功能下降是指因年龄、遗传、医源性或者手术等导致的卵巢产生卵母细胞数量和质量的能力下降,可引起女性生育能力降低,同时还伴有体内性激素异常,临床表现为不孕、月经稀少,甚至绝经等症状。卵巢储备功能下降初期症状不典型,主要表现为月经周期的缩短,继而则出现绝经过渡期的表现,如月经周期不规则、月经周期延长等症状,若不加干预,从临床储备功能下降到卵巢储备功能衰竭的过程仅需 1～6 年的时间,这是一个渐进的过程。若卵巢衰竭发生在 40 岁以前,则为卵巢早衰。

卵巢储备功能的下降首先表现为 FSH/LH 比值的升高,FSH 与 LH 的比值是评价卵巢功能的良好指标之一。FSH 水平会随年龄的增大而上升,血清 E_2 是卵巢储备功能的直接指标。其诊断标准:女性激素 FSH10～40U/L 或 FSH/ LH ＞ 1,E_2 ＜ 43.9pmol/L。卵巢面积 ＜ 3.4cm×2.0cm,窦状卵泡计数＜ 4。

本病临床表现主要有:月经量少,月经稀发,甚至闭经,不孕,伴有不同程度的围绝经期症状,如面部潮热,烦躁易怒,心悸失眠,胸闷头痛,性欲减退,阴道干涩,记忆力减退,血压波动,腰腿酸痛等。

二、病因病机

本病的发生有虚实两端,虚者多为精亏血少,冲任气血不足,经血乏源;实者多因瘀血内停或痰湿阻滞,导致冲任壅塞,气血不畅而发病。常见病机有肾虚、血虚、血瘀和痰湿。肾气盛则天癸至,任脉通畅,冲脉气盛,气血调和,阴阳交合,胎孕乃成,故肾虚与卵巢储备功能下降有着密切关系。若肾中精气充盛,月事能够按期而至,脏腑阴精气血汇聚冲任,下注于胞宫,使月经来潮,促进女子渐具有生殖能力且日趋成熟。肾精亏耗、癸水不足可致肾－天癸－冲任－胞宫生殖轴失调，冲任二脉失调，天癸不能按时正常充盈出现过早的耗竭，导致卵巢储备功能下降。

西医学认为，卵巢储备功能下降的具体发病机制与原因尚不明确，多与年龄、免疫、遗传因素、环境、放疗和化疗、手术、心理应激、感染性因素等密切相关。卵巢储备功能下降使卵巢产生卵子能力减弱、质量下降，导致性激素缺乏，从而使下丘脑－垂体－卵巢轴的功能及与下丘脑有关的内分泌腺体间正常的调节失衡。

三、治疗思路

（一）立论依据

金·李杲《脾胃论·序》："脾胃不足，为百病之始。"天癸来源于肾，但其衰退却始自脾胃功能的虚弱，起自"阳明脉衰"，至"三阳脉衰于上"，终至天癸竭，乃属太阴经也。《素问病机气宜保命集》言："妇人童幼天癸未行之间，皆属少阴；天癸既行，皆从厥阴论之；天癸已绝，乃属太阴经也。"故有"少年治肾，中年治肝，老年治脾"之说。《素问·六微旨大论》曰："非出入，则无以生长壮老已，非升降，则无以生长化收藏。"说明气机的正常运动是生理活动的基础。绝经前后女性多见胃脘痞满不适、情绪抑郁、舌苔厚腻等症，因女性多思易郁，脾主思，思则气结，中焦气机郁结可致气机升降出入失调，枢机不利。故《景岳全书》中强调"调经之要，贵在补脾胃"，补脾胃可益生血之源，以达到后天之精充养先天之精的目的。

（二）治疗思路

月经量少之卵巢储备功能下降，多由情志因素引发，思虑过度，导致肝郁化火，灼伤肾阴，天癸枯竭，冲任亏损，脾阳受损，从而形成肝郁脾肾虚之证，以肾阴虚为主，但郁火仍存，故症见腰酸、烘热、皮肤干、咽干、恶热等肾阴虚证外，还有烦怒、面目手足肿胀、身重、口干苦欲饮水、便秘等肝郁气滞化火证。本病证情疑难，中医治疗以补肾调肝健脾、养血活血益冲任，基础方以归肾丸、左归丸、右归丸等加减治疗，并需根据月经周期的生理特点，进行周期治疗。

（三）用药特点

本病以肾虚冲任失调为本，多兼有肝郁脾虚或血虚。肝肾及冲任虚是本病的基本病理改变，肾气不足、肾精亏耗是发病基础，肝血虚为发病主要环节。治疗上多采用了滋肾养阴、健脾疏肝兼化痰活血之法，常用黄柏、知母、生地黄、熟地黄滋养肾之阴精，柴胡、郁金、合欢花、白芍疏肝除肝之郁火。按照阴阳消长规律，月经的前半周期侧重养阴，多用菟丝子、枸杞子补肝肾益阴，当归、白芍养血调血。后半周期偏于温阳，用杜仲、川续断补肝肾温阳，巴戟天、胡芦巴以促进阳长，共同达到补肾养血调冲任之效，使肾中阴阳平秘，经候自调。

四、典型病案

季某，女，38 岁。2016 年 9 月 23 日初诊。

主诉：月经量少 3 个月，伴月经后期、潮热、自汗。

现病史：3 月前因过度生气后突然月经量少。伴燥热，面部烘热感，皮肤干燥，咽干苦，欲饮水，腰困，烦躁易怒，面目及四肢肿胀，身重，痰多，便秘，乏力，嗜睡。舌尖红。脉弦细。

月经史：11 岁月经初潮，周期 30 天，经期 7 天，量少，色暗淡，末次月经 2016 年 7 月 18 日。

辅助检查：妇科检查见外阴已婚已产型，阴道通畅，子宫颈光滑，宫体平位，正常大小，活动可，双侧附件无压痛。生殖内分泌检测，FSH 23.28mIU/mL，LH 9.08mIU/mL。

西医诊断：卵巢储备功能下降。

中医诊断：月经量少（脾虚肝郁化火、肾阴不足夹痰瘀）。

治法：滋肾养阴，健脾疏肝，化痰活血。

处方：知柏地黄丸合六君子汤加减。知母10g，黄柏10g，生地黄18g，柴胡15g，郁金12g，合欢皮15g，当归15g，白芍15g，党参10g，白术10g，茯苓10g，黄芪30g，莪术10g，陈皮12g，甘草10g。14剂，水煎，1日1剂，早、晚分服。

复诊一：服药14剂。服药10天后月经来潮，末次月经日期10月3日，量少色暗，经期腰酸甚并腹痛。口苦，腹凉，咽部自觉痰阻。原方去当归、合欢皮、莪术，加女贞子、山萸肉、丹参以养阴清热。

处方：知母10g，黄柏10g，生地黄18g，山萸肉10g，柴胡15g，郁金12g，丹参18g，白芍15g，黄芪30g，女贞子15g，陈皮15g，党参15g，白术15g，茯苓10g。12剂，水煎，1日1剂，早、晚分服。

复诊二：服药12剂。现诸症均已明显减轻，但仍感口干、皮肤燥、乏力嗜睡、下肢肿胀。原方加大知母、黄芪药量，并加茯苓皮、丹皮等补虚养阴，力求促进黄体功能。

处方：知母12g，黄柏6g，生地黄18g，山萸肉10g，柴胡12g，郁金12g，丹参18g，白芍15g，黄芪45g，丹皮10g，女贞子12g，茯苓皮18g，陈皮15g。14剂，水煎，1日1剂，早、晚分服。

按语：卵巢储备功能下降主要责之于肾虚，同时涉及肝、脾等脏。治疗以滋阴补阳为主，用党参、白术、茯苓、黄芪补气健脾以充后天，山茱萸、生熟地黄、桑寄生、菟丝子、女贞子以养肝涩精，肝肾同补以充先天，辅以当归养血活血，补益阴血。知母、黄柏滋阴降火。使脾阳得健，胞宫得温，阳生阴长，维持性腺功能。总体用药平和，肝肾真阴得养，月经得以维持。

第五节　痛　经

一、概述

痛经为最常见的妇科症状之一，指行经前后或月经期出现周期性的小腹疼痛、坠胀，或痛引腰骶，甚则剧痛昏厥。亦称"经性腹痛"。

西医学将痛经分为原发性和继发性两类。原发性痛经指生殖器官无器质性病变的痛经，在青春期多见，常在初潮后 1～2 年内发病，疼痛多自月经来潮后开始，最早出现在经前 12 小时，以行经第 1 日疼痛最剧烈，持续 2～3 日后缓解，疼痛常呈痉挛性，通常位于下腹部耻骨以上，可放射至腰骶部和大腿内侧，伴有恶心、呕吐、腹泻、头晕、乏力等，严重时面色发白，出冷汗，临床中根据月经期下腹坠痛，妇科检查无阳性体征，即可诊断。占痛经患者的 90% 以上。

继发性痛经由盆腔器质性疾病引起，包括子宫内膜异位症（简称内异症）和子宫腺肌病。内异症是指子宫内膜腺体和间质异位并种植于子宫腔以外的部位；当子宫内膜腺体及间质侵入子宫肌层时，称子宫腺肌病，是育龄妇女常见的多因素影响的雌激素依赖的慢性良性疾病，盆腔疼痛是其主要临床症状之一。

子宫内膜异位症临床典型症状是疼痛进行性加重，多位于下腹、腰骶及盆腔中部，有时可放射至会阴部、肛门及大腿，常于月经来潮时出现，并持续至整个经期，疼痛严重程度与病灶大小不一定呈正比。同时，伴有不孕、性交不适和月经异常。子宫腺肌病主要症状是经量过多、经期延长和逐渐加重的进行性痛经，疼痛位于下腹正中，常于经前 1 周开始，直至月经结束。妇科检查子宫呈均匀增大或有局限性结节隆起，质硬且有压痛，经期压痛更重。

二、病因病机

中医认为，痛经可由体虚、情志、饮食起居、感受风寒湿等引起，与行经前后冲任、子宫的气血变化密切相关。总的病机为"不通则痛"和"不荣则痛"。经前、经行气血下注冲任，胞宫藏而不泻，气滞血瘀、或寒邪内客，使气血运行不畅，"不通则痛"，多为实证；先天肾气不足、后天气血虚弱，每于经血下泻，重伤气血之时，胞宫、冲任失于濡养，"不荣而痛"，多为虚证。

西医学认为，原发性痛经主要与子宫收缩异常、子宫缺血缺氧和子宫峡部神经丛的刺激等因素相关，而子宫合成和释放前列腺素（PG）增加是原发性痛经的重要原因。此外，精神、环境、社会及遗传因素等也可导致或加重痛经的发生。继发性痛经以子宫内膜异位症为多见，产生机制尚不清楚，异位子宫内膜来源至今尚未阐明，可能与经血逆流、淋巴及静脉播散、医源性种植有关；还可能与遗传、免疫与炎症等有关。目前的研究表明参与因素有炎症反应、雌激素、神经纤维损伤再生、中枢神经系统及心理认知等，是一个非常复杂的过程。子宫腺肌症与多次妊娠及分娩、人工流产、慢性子宫内膜炎等造成子宫内膜基底层损伤有关。大量流行病学资料显示，痛经的发生与一些不良生活习惯有关，如受冷、不良情绪、营养状况、大量饮用咖啡或茶类、睡眠无规律及睡眠体位等都是导致痛经的危险因素。

三、从脾胃治疗思路

（一）立论依据

清·黄元御《四圣心源》中指出："经行腹痛，肝气郁塞而刑脾也。"清·张璐在《张氏医通·经候》中谓："而妇人善怒，易动肝火，木邪乘土，多有腹痛经水妄行之疾。"明确指出，痛经与脾有关，肝气郁滞，横逆犯脾，脾虚湿盛，困阻经络，引起不通则痛。另外，痛经发生的病因之一是感受寒湿邪气，因外寒所逆，或平日不慎寒凉，寒湿邪滞于经脉，而经水从冲任二经外出，最恶寒湿邪气相犯，寒湿困阻，则冲任二经内乱，两相争而作疼痛。

脾胃为后天之本，人之精血的化生源于脾运化水谷精微的功能，同时气血有赖于脾的统摄，脾胃受伤则百病丛生。暴饮暴食、过食寒凉之品等均易损伤脾胃，致寒湿内生，脾运化水谷能力下降，形成瘀滞，而胞宫失养则易发生痛经。治疗根据李东垣的"真气乃先身之精气也，非胃气不能滋之"的理论，重视调补脾胃，用甘温入土之剂调补气血，气血充足则冲任濡养，脾胃健运，则无阴寒性病理产物产生，血运畅通，通则不痛。

（二）治疗思路

痛经的治疗应坚持"急则治其标，缓则治其本"的总原则，以"经期治标，经后治本，经前标本兼治"为治疗思路。痛经病位通常在下腹，重者连及腰骶、股内前侧，皆为足太阴脾经所属所循行之处，可知，脾胃功能失常是痛经的重要致病因素。

脾胃阳虚，寒从内生，以致经脉绌急，牵引经络，影响气血流通而形成者，疼痛特点为拘急挛缩，抽引作痛，喜温喜按。或伴有腰膝冷痛，酸软无力，食欲不振，呕恶便溏等症状。又因女子本属阴寒之体，如素体脾胃虚弱，加之外感寒湿之邪，寒邪收引，使气血凝滞、经血下流不畅而致经行腹痛，脾胃失常是痛经之根，脾失健运，则水谷精微化源不足，经行而血海溢泄，冲任、胞脉失于濡养，不荣则痛；脾气虚无以行血，日久成瘀，阻滞冲任、胞宫之气血运行致不通则痛；素体脾虚，饮食、过劳损伤脾气，脾虚不能运化水湿，湿从内生，湿性黏滞重浊，流注于胞络脏腑之间，阻遏气机运行致不通则痛，或因湿邪易耗伤阳气，虚寒内生不能温煦胞宫，经血运行迟滞以致小腹冷痛，脾阳不足则无法推动血液运行，阳虚寒凝血瘀则会加重痛经。故针对痛经的治疗，属实者，多选温经化瘀、健脾利湿理气之法；虚者，多用补气健脾益血、调肝补肾；而虚实夹杂者以清利湿热、调肝理脾为主。若脾病及肝，土壅木郁，当从理脾入手，温阳散寒、活血化瘀。用药皆以散寒止痛，扶脾胃之气。正如《陈素庵妇科补解》中对"妇人经行后腹痛者"的认识，认为其是"气血两虚也"，"法当大补气血，以固脾胃为主"。并记载："妇女经欲来而腹痛者，为气滞之故，法当行气和血，而经正来而腹痛，则是血滞也，治法上也当行气和血。明确指出脾气虚弱，肝气不舒，"木郁克土"致经行腹痛诸证，治多行气和血，即调达肝气，补益脾胃，使经血畅流，痛自止。

（三）用药特点

痛经患者多平素怕冷，行经期如受凉则疼痛加重。痛经的治疗，多以温经汤为基础方进行加减。经水将来，脐腹绞痛，为血涩不行以作痛，宜加桃红四物汤；经来腰腹痛而气滞血实，宜加血府逐瘀汤；经后腹痛，虚中有滞，说明脾胃气血虚弱，运行无力，久则致瘀，瘀血阻络而经行腹痛，宜加八珍汤。

痛经治疗，应分经前、经后和经期。经后期的治疗可在温经汤基础上加归肾丸，助子宫内膜增长。经前期可在温经汤基础上加道遥散，为行经做准备。行经期，应病证结合，以通为要，予温经汤合血府逐瘀汤加减。

药用当归、川芎、赤芍以活血调经、养血益气；蒲黄、五灵脂、延胡索以活血散瘀止痛；小茴香、炮姜、桂枝、吴茱萸以温经散寒止痛；丹参以活血通经、祛瘀止痛；巴戟天以温补肾阳，助子宫内膜生长；党参、白术、茯苓健脾和胃，白芍养血柔肝止痛。同时，若行经期伴月经量少，可加川牛膝、益母草、王不留行达活血祛瘀、调畅气血之效。

此外，痛经伴随症状中如有恶心、呕吐、腹泻等胃肠道表现，是脾胃失和、脾胃气机升降失常的表现，可在温经汤的基础上，根据辨证加减。若脾虚湿盛者酌加茯苓、苍术、山药、白术、党参之类；脾实湿蕴者，酌加藿香、薏苡仁、山楂；脾寒者，酌加高良姜、党参等；湿郁化热者，酌加滑石、泽泻、扁豆等。若属胃病，虽脾与胃相表里，但脾为阴土，胃为阳土，用药又有不同。胃虚宜补，酌加党参、白术之属；胃寒宜温，酌加干姜、肉豆蔻等。

四、典型病案

案1：张某，女，20岁，未婚。初诊日期：2018年5月17日。

主诉：经行腹痛5年。

现病史：患者诉5年前因经期食生冷后出现经期腹痛，经色暗红，有血块，常自服布洛芬后能缓解。此次经期因饮食生冷，腹痛难忍，痛处喜温喜按，得温则减，伴腹泻，恶心呕吐，腰膝酸软。平素手足不温，时有胃脘受凉后隐痛，大便溏。舌暗红、胖大，边有齿痕，苔薄白，脉沉弦。

月经史：初潮13岁，平素月经规律，经期28天，行经5天，末次月经2018年5月8日，量适中，色暗，有血块，经前乳房胀痛。

辅助检查：妇科彩超显示子宫双附件未见明显异常。女性激素六项检查未见异常。

西医诊断：原发性痛经。

中医诊断：痛经（脾肾阳虚、寒凝血瘀证）。

治法：温阳散寒，活血化瘀。

处方：温经汤合参苓白术散加减。吴茱萸 6g，桂枝 10g，川芎 10g，麦冬 6g，法半夏 9g，当归 15g，阿胶 10g，党参 15g，炒白术 10g，茯苓 15g，白扁豆 10g，莲子 10g，山药 10g，砂仁 6g。7 剂，水煎，1 日 1 剂，早、晚分服。（月经中期用药）

复诊一：患者诉服药后无不适，自觉近日乳房略胀，手足尚温，饮食、睡眠可，二便调。舌暗红、苔薄白，脉沉细。患者处于经前期，脾肾阳虚，胞宫络脉失于温煦，寒凝瘀血内阻，故治疗以温经散寒、健脾化瘀止痛为主。

处方：温经汤合小建中汤加减。吴茱萸 6g，桂枝 10g，川芎 10g，当归 15g，赤芍 10g，党参 15g，炒白术 10g，茯苓 15g，小茴香 10g，炮姜 10g，炒白芍 10g，延胡索 10g，山药 15g，生姜 10g，大枣 10g。7 剂，水煎，1 日 1 剂，早、晚分服。（经前用药）

复诊二：诉今日行经（6 月 4 日），色暗红，腹痛较前月经有所缓解，伴有恶心但未呕吐，腹泻，腰酸。舌暗红、苔薄白，脉细滑。患者处于行经期，治疗以温经散寒、活血化瘀止痛为主。

处方：温经汤合少腹逐瘀汤加减。吴茱萸 6g，桂枝 10g，川芎 10g，当归 15g，赤芍 10g，党参 15g，炒白术 10g，茯苓 15g，小茴香 10g，干姜 10g，炒白芍 10g，延胡索 10g，蒲黄 10g，五灵脂 10g，王不留行 15g，川牛膝 15g。5 剂，水煎，1 日 1 剂，早、晚分服。（经期用药）

复诊三：自诉本次月经期腹痛较上月明显减轻，经量增多，色红，有少许血块，轻微恶心，无呕吐。饮食、睡眠可，二便调。舌暗红、苔薄白，脉细滑。经后仍予温经汤合参苓白术散加减巩固治疗，14剂，水煎，1日1剂，早、晚分服。

随访3个月，痛经未发。

案2：李某，女，42岁，已婚已育。初诊日期：2017年8月12日。

主诉：经行腹痛2年，加重半年。

现病史：自诉2年前因人工流产清宫术后出现经期腹痛3～5天，后逐渐加重，影响正常工作和生活，服止痛药物无效，遂到医院就诊。平素手足不温，经前小腹隐痛不适7～10天，经期腹痛伴腰膝酸软，腹泻，恶心呕吐，得温减，白带量多，色白。舌暗红，边有齿痕，苔白腻，脉沉。

月经史：平素月经先期，经期21天，行经5～7天，量多，色暗，有血块，末次月经2017年8月2日。

辅助检查：妇科彩超示子宫大小为10cm×8cm×8cm，双附件未见明显异常。

西医诊断：继发性痛经、子宫腺肌症。

中医诊断：痛经（寒凝血瘀湿阻证）。

治法：活血祛瘀，化湿止痛。

处方：艾附暖宫丸合六君子汤加减。艾叶炭15g，香附10g，黄芪15g，陈皮15g，吴茱萸6g，桂枝10g，川芎10g，法半夏9g，当归15g，党参15g，炒白术10g，茯苓15g，白芍10g，续断15g。7剂，水煎，1日1剂，早、晚分服。（月经中期用药）

复诊一：患者自述服药后白带量减，小腹隐痛不适减。月经前继用桂枝茯苓丸合艾附暖宫丸以活血化瘀，暖宫止痛。

处方：桂枝15g，茯苓15g，三棱10g，莪术10g，艾叶15g，香附10g，黄芪15g，陈皮15g，吴茱萸6g，川芎10g，法半夏9g，当归15g，党参15g，炒白术10g，白芍10g，续断15g。7剂，水煎，

1 日 1 剂，早、晚分服。

复诊二：患者自述服药后大便稀，一日 3 次。前方加炒薏仁 30g，炒白扁豆 15g，白豆蔻 6g 以健脾止泻。

处方：桂枝 15g，茯苓 15g，三棱 10g，莪术 10g，艾叶炭 15g，香附 10g，黄芪 15g，陈皮 15g，吴茱萸 6g，川芎 10g，法半夏 9g，当归 15g，党参 15g，炒白术 10g，白芍 10g，炒薏仁 30g，炒白扁豆 15g，白豆蔻 6g，蒲黄 10g，五灵脂 10g，没药 10g。7 剂，水煎，1 日 1 剂，早、晚分服。（月经前及月经期用药）

复诊三：经净 2 天。患者自述服药 5 天后月经来潮，腹痛较前减轻，未出现呕吐现象。继服艾附暖宫丸合六君子汤加减以固疗效。

按语： 案 1 患者未婚，辅助检查无器质性的病变，属原发性痛经。初潮因感寒引起，加之平素脾胃虚弱，辨证为脾阳虚弱，寒凝血瘀。治疗坚持"经前标本兼治，经期治标，经后治本"的原则，经后期和月经中期以温经汤合参苓白术散加减以治本，经前期以温经汤合小建中汤加减以标本兼治，行经期以温经汤合小建中汤加延胡索、蒲黄、五灵脂以活血止痛而治标。

案 2 患者已婚已育，辅助检查子宫较正常增大且呈球形改变，诊断为子宫腺肌症引起的痛经，因宫腔手术而起，证属寒凝血瘀湿阻。经后期以艾附暖宫丸活血化瘀、暖宫除湿加减，经前期以桂枝茯苓丸活血祛瘀止痛加减，加炒薏苡仁、白豆蔻健脾化湿，加蒲黄、五灵脂、没药活血止痛，达到标本兼治的目的。因子宫腺肌症为慢性病，久病必虚，并且治疗需长期服用攻实的药物，易败伤脾胃，故治疗常需顾护脾胃，攻中有补，才能达到正盛邪去，病去痛减。

第六节 经行诸证

一、概述

经行诸证是指每值经前后或经期，周期性出现诸如乳房胀痛、发热、头痛、身痛、泄泻、浮肿、口舌糜烂、吐血衄血、情志异常等一系列症状者。其特点是伴随月经周期性出现，多发生在经前或经期，经行或经净后症状消失。根据症状不同，本病包括经行乳房胀痛、经行发热、经行头痛、经行身痛、经行泄泻、经行浮肿、经行口糜、经行吐衄、经行情志异常，症状可单独出现，亦可数种并见。

西医学称为经前期综合征，临床主要表现特点是反复在黄体期出现周期性以情感、行为和躯体障碍为特征的综合征，月经来潮后，症状自然消失。多见于 25～45 岁妇女，症状出现于月经前 1～2 周，月经来潮后迅速减轻直至消失，主要症状有：①躯体症状：头痛、背痛、乳房胀痛、腹部胀满、便秘、肢体水肿、体重增加、运动协调功能减退；②精神症状：易怒、焦虑、抑郁、情绪不稳定、疲乏以及饮食、睡眠、性欲改变，易怒是其主要症状；③行为改变：注意力不集中、工作效率低、记忆力减退、神经质、易激动等，周期性反复出现为其临床表现特点。本节重点围绕经行头痛、经行乳痛、经行呕吐及经行泄泻进行讨论。

经行头痛，指每逢经期或行经前后，出现周期性头痛，经后消失。以经行期间头痛、头胀、头晕、头重、畏光怕声，甚至不能站立，疼痛部位常位于一侧或双侧太阳穴、头顶部、枕部等，经后则止为主要临床表现。诊断标准：头痛随月经周期呈规律性发作 2 次以上者。头痛大多为单侧，或左或右，亦可见于两侧太阳穴或头顶部。痛如锥刺，或掣痛，或绵绵作痛。

经行乳痛，指每于行经前或正值经期、经后，出现乳房疼痛不适。临床表现以月经来潮 7 ～ 10 天左右，轻者出现乳房胀痛、胀满、乳房发硬等症状；严重者乳房受到轻微碰撞、震动都可以导致乳房胀痛、胀满等。胀痛可放射至腋下和肩背部，可随情绪及月经周期的变化而消长。

经行呕吐，指每值经期或月经前后恶心呕吐，甚至食入即吐，呕吐频频，经后则自然缓解者。以经前或行经期间，反复有规律的恶心呕逆，将胃内容物吐出，甚至食入即吐为主要临床表现。

经行泄泻，指每值经行前后或经期大便溏薄，甚或清稀如水，日解数次，经行即作，经净即止者。以经行前后周期性的出现大便稀溏，甚至如水样，或大便次数增加为主要临床表现。

二、病因病机

中医认为经行诸证的发生，主要与肝脾肾的气血失调有关，与脾胃关系最为密切。

经行头痛是由于脏腑功能失调以致气机不利，气血失和，阻滞经络（以冲任督为要），上下不通，脑窍不宁，并在经期阴阳转化动荡之时发为头痛，与肝、脾、胃密切相关。以脾胃居于中焦，脾升胃降之性为全身脏腑气血阴阳升降之枢。如劳逸失度，饮食不节，思虑过度，伤及脾胃，脾失健运，致痰浊内生而阻碍气血运行，脑脉不通而头痛；亦可致气血生化乏源，脑失清阳、精血失充，不荣则痛。

经行乳房胀痛多由七情内伤，肝气郁结，气血运行不畅，脉络欠通，或因肝肾精血不足，经脉失于濡养所致，其发病多与肝、肾、胃关系密切。

经行呕吐多因饮食、情志所伤、肝气郁结，气行不畅；或脾胃虚弱，水谷不化，失于升降，浊气不降而上逆，胃中宿食、黏液随浊气上越。

经行泄泻主要责之于脾肾两脏，经前、经行时气血下注冲任，气血壅滞，有碍脾肾，水湿内停，遂致泄泻。

西医学认为，经前期综合征病因尚无定论，可能与精神因素、社会因素、卵巢激素失调和神经递质异常有关。经前期综合征患者对安慰剂治疗的反应率高达 30% ～ 50%，部分患者精神症状突出，且情绪紧张时症状加重，提示本病发生与社会环境、患者精神心理因素有关。近年研究发现，经前期综合征通过临床补充雌孕激素合剂减少性激素周期性生理性变动，能有效缓解症状，提示其发生可能与黄体后期雌、孕激素撤退有关。另外，经前期综合征患者在黄体后循环中类阿片肽浓度异常降低，表现内源性类阿片肽撤退症状，影响精神、神经及行为方面的变化。

经行头痛的发病可能与三叉神经血管、雌激素水平波动、前列腺素和遗传因素等相关。当血液中的雌性激素水平降低到一定的程度，就会引发头痛，而雌性激素水平会随着月经周期的变化而上下波动。雌激素可降低人体对疼痛的敏感性，即降低疼痛的阈值。由于月经期体内雌激素水平相应下降，人的痛觉神经末梢对血中致痛物质的敏感性增高，便容易感到疼痛。还有一些研究认为月经相关性偏头痛发作主要由头部血管的舒缩功能障碍引起的，除血管因素、精神因素外，还有内分泌因素，与黄体期体内偏高的雌激素状态直接或间接促进前列腺素合成增多有关。

经行乳痛的发病与组织学异常、性激素异常、必需脂肪酸缺乏、精神因素等有关。雌激素（E_2）分泌过多，孕激素（P）分泌过少，或 E_2、P 两者之间不协调，导致对靶器官乳腺的过度刺激，乳腺小叶实质及间质异常增生而又复旧不全致病。

经行呕吐是因垂体后叶所产生的抗利尿素所致，从而使组织内的盐及水潴留，细胞外盐及水潴留使消化道水肿，可致恶心呕吐等症状出现。

经行泄泻的发生可能是由于月经引起女性体内激素水平改变，前列腺素分泌增加，导致胃肠蠕动加快，从而让人产生便意。

三、从脾胃治疗思路

（一）立论依据

《普济方·头痛附论》曰："若人气血俱虚，风邪伤于阳经，入于脑中，则令人头痛也。"《素问·宝命全形论》言"土得木而达"，明确了肝主疏泄，能促进津液运行输布，促进脾胃运化。人体气机升降有序，环流不息。经行前，气机下降，引血下注冲任，胞宫满溢，月经得以来潮。若气机不降，肝气郁结，或思虑过度，横犯脾土，会伤及脾胃。经血下行不利，清窍气血壅盛，故发为头痛。《丹溪心法》云"头痛多主痰"，脾主升清，主运化水湿，若饮食不节、嗜酒过多、过食辛辣肥甘厚味之品，脾失健运，津液布散失常，水湿内停，阻塞气机，浊阴不降，痰浊内生，清窍被蒙而至经行头痛。

《妇科玉尺》云："妇人平日水养木，血养肝……皆血也。今邪逐血并归于肝经，聚于膻中结于乳下故手触之则痛。"《素问·五运行大论》曰："气有余，则制己所胜而侮所不胜。"肝郁日久，乘侮脾胃，或忧思伤脾，或肥甘厚腻，致脾气虚弱，脾失运化，津液失于输布，湿邪内生，湿性重着黏滞，蕴结于乳络，日久聚湿成痰，不通则痛。

清·吴谦《医宗金鉴·经行吐泻证治》曰："经行呕吐是胃弱也，若呕出涎饮，则是伤饮。若吐出食物，则是伤食。"明确指出经行呕吐与脾胃密切相关，其病机特点是胃弱，且将病因区分开来，以使后人不惑，辨而治之。

清·萧埙《女科经纶》汪石山曰："有妇人经行，必先泻二三日，然后经下，诊其脉皆濡弱，此脾虚也。"《傅青主女科》有言："妇人有经未来之前，泄水三日，而后行经者，脾气之虚也。"《医宗金鉴》中记载"经行泄泻是脾虚"，明确指出经行泄泻与脾气虚弱密切相关，脾阳衰微，失于运化，水湿下流，湿聚成痰，痰湿交错，大肠分利失权，遂致泄泻。

（二）治疗思路

1. **经行头痛**：头为"诸阳之会"，手足三阳经均循头面，厥阴经亦上会于颠顶，五脏之精，六腑之气皆上注于头。从经络理论而言，"经之所过，病之所及"；另一方面，脑为髓海，依赖于肝肾精血和脾胃精微的充养；月经起于胞宫，脾胃化生气血，肝调达气机，肾主藏精而生天癸，若肝、脾、肾三脏功能失调，则发为头痛。脾胃位居中焦，脾升胃降为全身脏腑气血阴阳升降之枢纽。如劳逸失度，饮食不节，思虑过度，伤及脾胃，脾失健运，致痰浊内生而阻碍气血运行，脑脉不通而头痛；亦可致气血生化乏源，脑失清阳、精血失充，不荣则痛；或致中焦枢机不利，脾不升清，胃不降浊，升降失常；或瘀血内阻，不通则痛致头痛。本病主要是气血为病，病位主要在脾胃、肝。若素体血虚，经行时易感不足，血不上荣，或因瘀血内阻，脉络不通，或因情志内伤，气郁化火，皆可致本病。根据"不荣则痛，不通则痛"的机理，可将经行头痛分为虚实两端，其病机为气、火、痰、虚、瘀等侵袭脑窍而致脑髓失养，脏腑气血阴阳失调。临床多为脾胃气虚，脾虚肝郁，脾虚湿盛，瘀血内阻。因经行头痛随月经的潮与止而发生，结合月经周期疗法，经期及经前期祛瘀、化痰、降肝火以止痛为主，兼以固本；经后期用药遵循缓则治其本，以补益肝肾脾、调补气血为主。在诸脏腑中，胆、胃主降，胆火、胃火常影响二者的降气功能，故清火以恢复胆、胃的降气作用，使气机调畅，升降有序，清窍无过多气血停滞，则经行头痛得愈。

2. 经行乳痛：中医经络学说将乳头归为厥阴肝经所主，乳房归脾胃经。经行乳痛多由情志内伤导致肝气郁结、胃阻气滞、乳络失利而致疼痛；或肝经气火偏旺，冲任气血失调，乳络失利而发；或瘀血阻滞乳络而病。乳痛病位在乳房、肝、脾胃、肾；病性属本虚标实，气滞痰凝血瘀为发病之标，气血亏损、冲任失调为发病之本。治疗乳痛以关注脾胃虚弱为前提，以疏肝解郁、理气消胀、宣通乳络为首要。

3. 经行呕吐：冲脉为十二经脉之海，亦称之为血海，与胃经之气冲穴相交会。月经来潮，阴血骤虚，冲脉气旺，"冲脉隶属于阳明"，冲脉之气夹胃气上逆，胃失和降，故出现经行呕吐。脾胃运化水谷，化生精微，滋养五脏六腑，为万物之母，一身之本，全身的功能活动均有赖于脾胃运化。经行妇人中怀抑塞，木郁不达，郁极化火，火性炎上，上冲则为呕吐，肝气抑郁化火，脾胃同居中宫，横克脾胃，致使气机上逆而致呕吐。经行呕吐总的病机为上实下虚，即上实阳气怫郁、痰饮壅滞，下虚脾胃虚弱或脾肾真元虚损。故治疗中尤重视脾胃，治宜调冲脉，降胃气。临床用药中不宜过用寒凉，以防损伤脾胃之阳气。注重时时固护脾胃阳气，健运脾胃，使气机顺，精微化，气血生，经行通畅。

4. 经行泄泻：脾主统血，属湿，脾虚则土不实，土不实而湿更甚，经水将动，脾经所统之血先流注血海，湿气乘之，所以先泄水而后行经也。经行泄泻主要发病因素是脾弱不运化，或者是肝气郁滞，横逆犯脾，或者是先天亏虚，阳气虚损，不能温煦脾阳，命门火衰，未能蒸发脾阳，脾弱不能统血，血虚肝失所养，失其疏泄之常。经行泄泻病在肝脾肾三经，主要在于脾肾，故治法以温补脾肾为主，调气为辅。

（三）用药特点

1. 经行头痛： 临床分型主要有气血亏虚、瘀血阻络、脾虚肝郁化火、痰湿中阻四型。临床治疗以"健运脾胃，疏肝柔肝，调达气机"为治疗大法。脾为气血生化之源，若脾气得健，亦能养肝；脾胃纳运互济，升降相因，故脾健可助胃和。而健脾之法，总宜温和升运。经行头痛偏气血不足者，八珍汤加减；偏气郁者，逍遥散、柴胡疏肝散加减；偏湿盛者，半夏白术天麻汤加减；偏血瘀者，血府逐瘀汤加减。在辨证的同时，常加茯苓、炒白术、炙甘草、砂仁、木香等药，温和不伤正。若行经头痛兼有气滞表现，加延胡索、香附、桂枝、小茴香、乌药等以疏肝理气。若以前额、颠顶、枕部为主，为太阳头痛，加羌活、川芎；若以前额、面颊、眉棱骨为主，为阳明头痛，加葛根、白芷；若以头侧及耳、目外眦为主，为少阳头痛，加柴胡、黄芩、川芎；若以颠顶、颜面部为主，为厥阴头痛，加吴茱萸、藁本；若以全头痛为主，为少阴头痛，加细辛、独活。调整月经周期为基础，配合调整脾胃，脾胃得化，肝气调达，气血化源充足，气机升降相宜，通则不痛，荣则不痛。

2. 经行乳痛： 辨证以肝郁脾虚为主，治以疏肝理气，调畅脾胃气机，辅以疏肝、化痰、散结，处方以逍遥散加减。用当归活血补血，白芍柔肝止痛；柴胡、香附疏肝行气；炒白术、茯苓健脾和胃；炙甘草调和诸药。用药多予以茯苓、白术、砂仁等健脾胃，畅气机之品，使气血和调，气机畅达，行经血流通畅，则乳痛自减。

3. 经行呕吐： 辨证属于肝胃不和为主，治以疏肝和胃、降逆止呕，处方半夏厚朴汤合左金丸加减。以姜厚朴、紫苏梗、香附、佛手疏肝解郁、理气和胃；姜半夏、生姜降逆止呕；吴茱萸、黄连辛开苦降、泻肝和胃；茯苓渗湿健脾，健脾和胃降气消滞，使胃腑和降，浊阴下行，水谷下纳。

4. **经行泄泻**：经行泄泻辨证属脾气虚弱证。治以健脾益气止泻，多以痛泻要方合参苓白术散加减。药用党参补中益气；茯苓、炒白术、砂仁健脾和胃；白扁豆、炒薏苡仁健脾化湿；炙甘草调和诸药。调经之法，不在先治其水，而在先治其血。抑不在先治其血，而在先补其气。气旺而血自能生，抑气旺而湿自能除，且气旺而经自能调。泄泻止，经自调。

四、典型病案

案 1　经行头痛

李某，女，33 岁，2017 年 3 月 27 日初诊。

主诉：经行头痛 1 年余。

现病史：患者自诉经期头痛反复发作 1 年余，以双颞侧及太阳穴处疼痛为主，常在经前 3 天发作，头痛持续至月经后数日或 1 周，情绪不佳时头痛持续时间更长，行经期头痛甚，常伴经期腹痛，小腹胀，大便时干时溏，饮食不慎后头痛、腹痛尤甚。平素畏寒，便秘。本次行经前头痛再发，持续痛，手足冰凉，纳眠尚可，月经量少，伴血块。舌淡红、质胖嫩，苔白腻，脉弦细。

月经史：12 岁初潮，平素月经周期 26 天，行经 5～6 天，量多，色暗，有血块，末次月经 2017 年 3 月 20 日。

西医诊断：经前期综合征。

中医诊断：经行头痛（肝脾不调）。

治法：调肝运脾和胃。

处方：四君子汤合柴胡疏肝散加减。党参 15g，黄芪 30g，茯苓 15g，炒白术 15g，炙甘草 10g，白芍 12g，柴胡 10g，川芎 10g，枳壳 10g，陈皮 10g，香附 12g，姜半夏 6g，延胡索 15g，白芷 12g，葛根 10g。7 剂，水煎，1 日 1 剂，早、晚分服。

复诊一：服药第 3 天头痛缓解，大便通畅，无腹胀腹痛。舌淡红、苔薄白，脉细。继服上方7剂，水煎，1日1剂，早、晚分服。

复诊二：停药7天后于月经前来就诊，自述头未痛，仍用四君子汤合柴胡疏肝散加减。

处方：党参15g，茯苓15g，炒白术15g，炙甘草10g，白芍12g，柴胡10g，川芎10g，枳壳10g，陈皮10g，香附12g，川楝子6g，延胡索15g，吴茱萸6g，白芷12g，葛根10g。7剂，水煎，1日1剂，早、晚分服。

电话随访：月经于2017年4月18日来潮，曾有一过性轻微头痛，休息后缓解，纳可，二便可。

案2 经行乳痛

王某，女，35岁。2017年8月12日初诊。

主诉：经期乳房胀痛3年，加重半年。

现病史：经前1周左右自觉乳房胀痛，烦躁易怒，夜寐差，经净后乳房胀痛消失。刻下症见：乳房略感胀痛，心情抑郁，脾气急躁易怒，心烦失眠，大便干。舌质红，苔薄白，脉弦细。

月经史：月经周期28天，末次月经2017年7月25日，经期7天，色红，量适中。

西医诊断：经前期综合征。

中医诊断：经行乳房胀痛（肝郁脾虚）。

治法：疏肝理气，健脾和胃，通络止痛。

处方：逍遥散合四君子汤加减。当归15g，白芍15g，柴胡10g，炒白术15g，党参15g，茯苓15g，炙甘草6g，青皮10g，川楝子12g，延胡索20g，橘核15g，橘络15g，香附12g，郁金15g，首乌藤15g，酸枣仁12g，远志12g。7剂，水煎，1日1剂，早、晚分服。

复诊一：诉8月22日经行，现为经期第2天，服药后经行乳房胀痛明显减轻，夜寐转安，舌质红、苔薄白，脉弦。原方基础上加路路通 15g，王不留行 15g，益母草 15g。3 剂，水煎，1 日 1 剂，早、晚分服。

复诊二：诉月经 7 天干净，经量较前增多，夜寐安。继用上方加减。

处方：逍遥散合四君子汤加减。当归 15g，白芍 15g，柴胡 10g，党参 15g，炒白术 15g，茯苓 15g，炙甘草 6g，白扁豆 15g，青皮 10g，川楝子 12g，延胡索 20g，香附 12g，郁金 15g。7 剂，水煎，1 日 1 剂，早、晚分服。

随诊：2 个月后，经行乳房胀痛消失，经量适中。

案 3 经行呕吐

伊某，女，24 岁，未婚。2016 年 1 月 25 日初诊。

主诉：经行呕吐 4 年余，时轻时重，反复发作。

现病史：自 20 岁至今，每逢经期即呕吐不止，经止吐亦止，经多方治疗效果不显。遂来院就诊。刻下症：无明显不适，平素情绪抑郁，受凉后胃胀，形体消瘦，面色萎黄，舌质淡红、苔薄白腻，脉沉弱。

月经史：末次月经 2016 年 1 月 2 日，色暗黑，夹有少量血块，行经 5 天。

西医诊断：经前期综合征。

中医诊断：经行呕吐（肝胃不和）。

治法：疏肝和胃，降逆止呕。

处方：半夏厚朴汤合左金丸加减。紫苏梗 12g，姜半夏 6g，茯苓 15g，生姜 12g，香附 12g，姜厚朴 15g，吴茱萸 10g，黄连 3g，佛手 10g，大枣 10g。7 剂，水煎，1 日 1 剂，早、晚分服。

复诊一：月经于 1 月 30 日至，行经 1 天时出现恶心呕吐，但呕吐症状较前明显减轻，持续 2 天。

处方：六君子汤合左金丸加减。陈皮 15g，姜半夏 6g，党参

15g，白术 15g，茯苓 15g，香附 12g，姜厚朴 10g，吴茱萸 10g，紫苏梗 12g，黄连 3g，佛手 10g，生姜 10g，大枣 10g。14 剂，水煎，1 日 1 剂，早、晚分服。

复诊二：患者停药 10 天，于月经后来就诊。月经于 2 月 27 日至，行经 1 天时出现恶心，但未呕吐，恶心持续 2 天。无明显不适，继服上方加当归 10g，芦根 10g。7 剂，水煎，1 日 1 剂，早、晚分服。

电话随访：服上药后，月经按期而至，未再呕吐，余症均减。随访至今，呕吐亦未再发。

病案 4　经行泄泻

苏某，女，36 岁，已婚。2017 年 12 月 23 日初诊。

主诉：经行泄泻 1 年余。

现病史：每逢经期，腹部胀痛，大便不成形，日行两三次。刻下症：神疲乏力，四肢倦怠，面色少华，口干，纳呆，腹胀肠鸣，寐差易醒，带下绵绵，色白。舌质淡胖、苔白腻，脉濡。

月经史：末次月经为 2017 年 12 月 3 日，月经量多，色淡质稀，小腹隐隐作痛，偶有下坠感。

西医诊断：经前期综合征。

中医诊断：经行泄泻（脾气虚弱）。

治法：健脾益气止泻。

处方：痛泻要方合参苓白术散加减。陈皮 15g，防风 10g，黄芪 30g，炒白术 15g，吴茱萸 6g，桂枝 10g，川芎 10g，当归 15g，白芍 15g，姜半夏 6g，党参 15g，茯苓 15g，白扁豆 10g，炒薏苡仁 30g，补骨脂 15g，炙甘草 6g。7 剂，水煎，1 日 1 剂，早、晚分服。

复诊：服 7 剂药后 2 天月经来潮，经期大便次数减少，便亦成形，余症减轻。在前方基础上酌加炒山药 15g，桑寄生 15g，续断 15g。7 剂，水煎，1 日 1 剂，早、晚分服。

后继续服用 2 个月经周期以巩固病情。

按语：经行头痛、呕吐、乳痛、泄泻等都属于行经前后伴随症状，轻症患者一般不用治疗，凡来就诊者，多症状较重，影响了工作生活。故患者情绪因素较多，肝郁克脾，或思虑伤脾，清窍失养，出现不荣则痛。加之经行前后，气血变化较大，若本身先天不足，后天脾胃运化之力亦弱，致肝肾不足，气血亏虚，经行时经血下注冲任，阴血更加不足，气虚则清阳不振，血不上荣于脑致脑失所养，不荣则痛；或气血不调，气滞血运不畅，肝气郁滞，肝木克脾犯胃，影响脾的升清和胃的降浊功能，故会出现经行头痛、纳呆呕恶、乳房胀痛、腹胀腹泻等。

行经前后或行经期出现的乳房胀痛、泄泻、呕吐等症，是本证与标证的关系，多与患者平素脾肾不足有关，值经期而发病，乃气血不调所致。其病机关键在于脾胃，脾虚气血乏源，气机失调，即所谓"正气存内，邪不可干；邪之所凑，其气必虚"。因此治疗经前期综合征，时时不忘固护正气、健运脾胃。经行乳房胀痛患者，尤重视扶脾胃正气，条达肝气，主方多以四君子合逍遥散加减。脾虚胃弱，加之气机失调，易致经行呕吐，治多以健脾和胃止呕为大法，多选用半夏厚朴汤、左金丸、四君子汤、香砂养胃丸等。脾虚易生湿，湿邪可由内而生亦可由外感受。脾虚湿邪内生致经行泄泻，故治疗中当以健运脾胃正气，化湿止泄为主，用方多以参苓白术散、四君子汤、痛泻要方为主，常用药多以党参、茯苓、白术、薏苡仁、白扁豆等为主，使脾胃健运，湿邪得化，肾阳充，肝气舒，则经行畅。

第七节 绝经前后诸证

一、概述

绝经前后诸证是指妇女在绝经前后，围绕月经紊乱或绝经出现烘热汗出、头晕耳鸣、烦躁易怒、心悸失眠、五心烦热、口干纳差、浮肿便溏、腰酸腿软、倦怠乏力、足跟疼痛、行步不正，或骨脆易折等症状，亦称"经断前后诸证"。本病病程长短不一，短者仅数月，长者迁延数年。可影响正常生活和工作，降低生活质量，危害妇女身心健康。

西医学称为围绝经期综合征，是指女性在绝经前后出现的因性激素波动或减少所致的一系列躯体及精神心理症状。绝经分为自然绝经和人工绝经。自然绝经指卵巢内卵泡生理性耗竭所致的绝经；人工绝经指两侧卵巢经手术切除或放射性照射等所致的绝经。人工绝经者更易发生围绝经综合征，发病年龄多在 45 ～ 55 岁。症状主要表现为月经紊乱或停闭，随之出现烘热汗出，腰背酸楚，面浮肢肿，皮肤蚁行样感，情志不宁等。行卵巢功能评价等实验室检查有助于诊断。绝经过渡期血清 FSH > 10U/L，提示卵巢储备功能下降；闭经、FSH > 40U/L 且 E_2 < 10 ～ 20pg/mL，提示卵巢功能衰竭。抗米勒管激素（AMH）低至 1.1ng/mL 提示卵巢储备下降；若低于 0.2ng/mL 提示即将绝经；绝经后 AMH 一般测不出。

本病的临床表现分为近期症状和远期症状。近期症状有月经紊乱，如月经周期不规则、经期持续时间长及经量增多或减少；血管舒缩症状有潮热、汗出；自主神经失调症状有心悸、眩晕、头痛、失眠、耳鸣等；精神神经症状有注意力不易集中、情绪波动大、激动易怒、焦虑不安或情绪低落、抑郁等。远期症状有泌尿生殖器症状，如阴道干燥、性交困难、反复阴道感染、排尿困难、尿痛及尿急等反复发生的尿路感染、骨质疏松、阿尔茨海默病及心血管病变。

二、病因病机

中医认为，绝经前后诸证的发生与绝经前后的生理特点密切相关，七七之年，肾气渐衰，天癸渐竭，冲任二脉逐渐亏虚，月经将断而至绝经。在此生理转折时期，受身体内外环境的影响，如素体阴阳有所偏衰，素性抑郁，素有痼疾，或家庭、社会等环境变化，易导致肾阴阳平衡失调而发病。肾阴素虚，精亏血少，或素体肾阳虚衰，或阴损及阳，或阳损及阴，或心肾不交，冲任失调，脏腑失养或失于温煦，遂致绝经前后诸证。

西医学认为，围绝经期综合征不局限于卵巢功能失调，还有大脑皮层、下丘脑、自主神经系统、垂体内分泌系统及代谢障碍等方面的变化，绝经前后最明显变化是卵巢功能衰退，随后表现为下丘脑－垂体功能退化。绝经前后卵巢功能开始出现衰退，卵巢缩小伴血供减少，卵巢不再排卵，分泌的性激素和雌激素也逐渐减少，最终孕激素分泌完全停止。同时下丘脑和垂体功能也跟着退化，绝经女性的促性腺激素水平持续上升，最终造成卵巢不能分泌雌激素，在只分泌雄激素的情况下，卵巢失去排卵功能而完全衰竭。

三、从脾胃治疗思路

（一）立论依据

《素问》载："女子七岁肾气盛，齿更发长……七七任脉虚，太冲脉衰少，天癸竭。"首次提出随着年龄增长，肾气逐渐衰败，天癸逐渐衰竭，月经随之结束。金·刘完素《素问病机气宜保命集·妇人胎产论》在讲肾与天癸的关系时，同时强调了脾胃在天癸已绝时的重要性："妇人童幼天癸未行之间，皆属少阴；天癸既行，皆从厥阴论之；天癸已绝，乃属太阴经也。"明·薛己《校注妇人良方》有云："妇人月水不通，或因醉饱入房，或因劳役过度，或因吐血失血，伤损肝脾，但滋其化源，其经自通。……若血水相并，脾胃虚弱，壅滞不通，变为水肿；若脾气衰弱，不能制水，渐渍肌肉，变为肿满。当益其津液，大补脾胃，方可保生。"提出了妇人月经紊乱，若因伤及脾化源之功，临床症状可见水肿。清·徐大椿在《女科指要》中言："阴虚生内热，阳盛生外热。阴虚即血虚，不能维阳而潮热有时；阳盛乃邪盛，留连经络而发热无已时。至于血瘀血枯，无论有邪无邪，皆能令女子潮热……"指出女性在绝经前后，脏腑气血阴阳失常，因虚热而致潮热有时，治疗应注重调畅脾胃中气，使阴阳平衡，则虚火下行，潮热自止。从李东垣"阴火"理论看，绝经前后诸证的发生与中焦脾胃有着密切关系。绝经前后机体阴阳平衡失调，脾胃功能衰退，阴液不足，则精亏血耗，导致了围绝经期综合征的发生。

（二）治疗思路

妇女绝经前后，天癸将尽，冲任二脉逐渐衰竭，肾气日渐孱弱，故见经血不通；脾主运化水湿，脾肾阳虚，气化不利，水湿内停，故见面色发白、畏寒肢冷、面肢浮肿；腰为肾之府，脾主四肢肌肉，脾肾两虚致腰府、四肢失养，故见腰背酸楚，四肢倦怠。脾肾阳虚，气化不利，水湿内停是围绝经期综合征一大病机，治疗时应重视健脾胃，温肾阳，使一身阳气充足，则诸症自消。

临床多运用健脾升清法治疗绝经前后诸证。由于脾胃虚弱，不能提升阳气，使内脏的生理之火不能正常行使其功能，故而化作病理之火，内扰五脏六腑，表现为烘热汗出，头昏耳鸣，烦躁不安，心情忧郁，心悸失眠，神疲乏力等症状。故治疗时考虑在滋肾益阴，健脾和胃的同时佐以扶阳，以调养冲任，充养天癸，平衡肾中阴阳，从而改善临床症状。

（三）用药特点

绝经前后诸证发生的基本病机乃是肾气衰、肾阴不足，在此基础上，脾气虚弱，阳气升发不足，导致生理阳气不能行使其正常功能，而化作病理之火上冲为病，故临证不仅有脾胃阳气不足的表现，尚兼虚热之象，谓脾胃阴火证，临床常见烘热、面赤、汗出等。故虽病之本在肾，但根源在脾胃，又可累及心、肝等脏。治疗以"健脾和胃，疏肝解郁，调和阴阳"为主，阴虚者，选用左归丸为主方进行加减，常加鳖甲、龟甲、煅牡蛎滋阴潜阳，退热除蒸；浮小麦、麻黄根止汗；黄柏、青蒿、知母清热除蒸；生地黄、丹皮清热凉血；炒山药、茯苓健运脾胃助运化；女贞子、墨旱莲补益肝肾、滋阴养血；黄芪益气固表；炙甘草调和诸药。伴夜寐欠安者，辨证为阴血亏虚、心脾不足者，治以滋阴养血、健脾宁心、敛汗固表，以归脾汤合牡蛎散加减，调整肾中阴阳平衡，辅以健运脾胃，则升降协调。

四、典型病案

杨某，女，51岁，已婚。2016年9月12日初诊。

主诉：潮热盗汗2年，加重1个月。

现病史：绝经已2年，潮热、盗汗反复发作，伴手足心热，心烦易怒，胃脘胀满，少腹胀痛，受凉后加重。平素纳可，寐差易醒。舌淡红舌体胖大、苔白腻，脉沉细。

既往史：糜烂性胃炎3年。

月经史：初潮13岁，经期28天，行经5天，49岁自然绝经。

妇科彩超：子宫双附件未见明显异常。

西医诊断：围绝经期综合征。

中医诊断：绝经前后诸证（肾阴虚兼脾阳虚证）。

治法：滋阴补肾，健脾扶阳。

处方：左归丸合黄芪建中汤加减。山茱萸 6g，炒山药 10g，生地黄 10g，浮小麦 30g，麻黄根 15g，煅牡蛎 15g，桂枝 10g，白芍 10g，当归 10g，菟丝子 10g，茯苓 10g，炙甘草 10g，怀牛膝 15g，鳖甲 15g，龟甲 15g，黄芪 30g，青蒿 10g，女贞子 10g，墨旱莲 10g。7 剂，水煎，1 日 1 剂，早、晚分服。

复诊二：诉服药后潮热、汗出好转，仍觉胃脘部胀满，偶腹痛腹泻，寐差夜梦多。舌质淡、苔白，脉沉细。

处方：在上方基础上加厚朴 6g，党参 10g，白术 10g。7 剂，水煎，1 日 1 剂，早、晚分服。

复诊三：服药后潮热、出汗症状继续好转，仍寐差易醒。舌质红，苔白，脉细。

处方：归脾汤合牡蛎散加减。当归 10g，龙眼肉 10g，炙黄芪 15g，远志 10g，木香 10g，茯神 10g，茯苓 15g，炙甘草 10g，龟甲 10g，怀牛膝 10g，鳖甲 10g，麻黄根 15g，煅牡蛎 15g，浮小麦 30g。7 剂，水煎，1 日 1 剂，早、晚分服。

随后继续巩固治疗，随访半年症状明显改善。

按语： 女性在绝经前后因天癸将尽，冲任二脉逐渐衰竭，主要表现为月经紊乱、心悸、烘热、烦躁易怒、潮热汗出等症状，还常伴有眩晕、耳鸣、失眠、面目及下肢浮肿、纳呆及便溏等。症状繁杂，故在治疗时，首先要辨阴阳。若患者平素怕冷，辨证为阳虚，选方右归丸加减；若平素怕热，辨证为阴虚，选方左归丸加减；若冷热不明显，此为阴阳两虚，选方二仙汤合二至丸。不论阴虚、阳虚，用药皆以固护脾胃、健运脾胃之品以促运化、调升清。若骨蒸潮热较重，可加清骨散；若夜间汗出明显，可加青蒿鳖甲汤，麻黄根、浮小麦加大用量。针对失眠，要重视益脾气助心神、养肝阴、交肾气，选方多以归脾汤、天王补心丹加养肝柔肝、滋肾降火之品。若患者情绪易怒易郁，形成脾虚肝郁状态，用药时注重辅以疏肝滋肝药柴胡、白芍、郁金、玫瑰花等，使情志畅、气机调、阴阳平。

第五章　带下病

带下过多

一、概述

带下过多是指带下量明显增多，色、质、气味异常，或伴有局部及全身症状者。

西医学中细菌性阴道病、滴虫性阴道炎、霉菌性阴道炎、宫颈炎、子宫内膜炎、盆腔炎等可引起带下过多。本节重点围绕细菌性阴道病和宫颈炎引起的带下过多进行讨论。

细菌性阴道病（BV）是阴道微生态环境内菌群与分泌物生化性质变化引起的常见阴道疾病，是因为阴道内正常的乳酸杆菌被一组过度生长的厌氧菌所取代而引起的。主要临床表现为阴道分泌物增多，发出难闻的腥味、腐臭或鱼腥味，少数患者可有分泌物刺激外阴时的轻度外阴瘙痒及烧灼感，性交后症状加重。10%～40%的患者没有临床阴道炎症症状。发病率为10%～50%。BV发生时，可能导致子宫内膜炎、盆腔炎性疾病及子宫切除后阴道残端感染，可上行感染引起输卵管结构和功能的损害，及盆腔环境的改变；也与绒毛膜羊膜炎、胎膜早破、早产、产后子宫内膜炎等不良妊娠结局有关。BV主要采用Amsel临床诊断标准，下列4项中具备3项，即可诊断：①线索细胞阳性，在高倍显微镜下白带常规中检测出线索细胞；②匀质、稀薄、灰白色阴道分泌物明显增多，异味，黏附于阴道壁；③阴道分泌物 pH > 4.5；④胺试验呈阳性。

慢性宫颈炎是妇科疾病中最为常见的一种疾病，经产妇女较为多见。临床主要表现为白带增多，呈乳白色或微黄色，或为黏稠状脓性，有时为血性或夹杂血丝。一般通过妇科检查不难诊断。宫颈局部多表现为子宫颈肥大、子宫颈管炎、子宫颈腺体囊肿及子宫颈鳞状上皮化生等。多由急性宫颈炎转变而来，常因急性宫颈炎治疗不彻底，病原体隐藏于宫颈黏膜内形成慢性炎症；也有的患者无急性宫颈炎症状，直接发生慢性宫颈炎。慢性宫颈炎多无症状，少数患者可有持续或反复发作的阴道分泌物增多，分泌物淡黄色或脓性，月经间期出血，偶有分泌物刺激引起外阴瘙痒或不适，伴有息肉形成时易有血性白带或性交后出血。当炎症沿宫骶韧带扩散到盆腔时，可有腰骶部疼痛、盆腔部下坠痛等。妇科检查可见宫颈有不同程度的内膜外移、肥大、充血、水肿，有时质较硬，有时可见息肉、裂伤、外翻及宫颈腺囊肿。宫颈管棉拭子标本上肉眼可见脓性分泌物，用棉拭子擦拭宫颈管时，容易诱发宫颈管内出血。诊断标准：宫颈刮片检查中可见淋病奈瑟菌、假丝酵母菌、滴虫等感染。

二、病因病机

本病的主要病因为湿邪，湿邪又有内外之分。外湿指外感之湿邪，如经期产后淋雨涉水，感受寒湿；或产后胞脉空虚，摄生不洁，湿毒邪气乘虚内侵胞宫，以致任脉损伤，带脉失约，引起带下量多。内湿与脏腑气血功能失调有密切关系。脾虚运化失职，水湿内停，下注任带；肾阳不足，气化失常，水湿内盛，损伤任带二脉。故本病多由湿邪伤及任、带二脉，使任脉不固、带脉失约。湿邪是导致本病的主要原因，内湿产生与肝、脾、肾三脏功能失调有关。外湿有湿热、虫毒。湿热下注，带脉失约或虫蚀阴中；或感受湿邪，蕴而化热；或脾虚生湿，湿蕴化热；或肝郁化热，肝气乘脾，脾虚失运，肝火挟脾湿流注下焦，损伤任带二脉而致带脉失约。

西医学认为，正常阴道菌群是以乳酸杆菌占优势。近年来认为BV 是以加德纳菌为主的一种混合感染，由于阴道菌群失调，乳酸杆菌减少而导致其他病原，如加德纳菌、各种厌氧菌、弯曲弧菌等大量繁殖。促使阴道菌群发生变化的原因仍不清楚，可能与频繁性交，或多个性伴侣，或阴道灌洗使阴道碱化有关。宫颈炎的发生与病原体感染、机械性刺激或损伤、使用高浓度酸性或碱性溶液冲洗阴道，或放置腐蚀性较强的药片、栓剂，以及邻近器官炎症蔓延至阴道、子宫颈等有关。病原体主要为葡萄球菌、链球菌、大肠埃希菌及厌氧菌。其次为性传播疾病的病原体，如淋病奈瑟菌、沙眼衣原体。另外，也与性生活、分娩、流产、手术、不洁性交等致子宫颈损伤并发感染有关。慢性宫颈炎按病理分类，可分为宫颈息肉、宫颈黏膜炎、宫颈肥大。

三、治疗思路

（一）立论依据

明·万全《妇人秘科》云："带下之病，妇女必有之。赤者属热，兼虚兼火治之。白者属湿，兼虚兼痰治之。年久不止者，以和脾胃为主，兼升提。"指出带下之色白者，以湿为病因，治疗当以补脾胃为最先。

清·萧埙《妇科经纶》云："白带多是脾虚，肝气郁则脾受伤，脾伤则湿土之气下陷，是脾精不守，不能输布荣血，而下白滑之物，皆由肝木郁于地中使然，当开提肝气，补助脾元。以白带多属气虚，故健脾补气是要法。"明确提出带下的治疗，与脾有关，补脾气是治疗带下的基础方法。

《灵枢·经脉》曰"脾足太阴之脉……挟咽，连舌本，散舌下"，而口为脾之外窍，脾之华在唇四白，可知脾经与口舌关系密切，督脉由长强贯脊而上行，终于龈交，故脾可于口与督脉相连。综上，脾胃经脉与冲、任、督、带脉息息相关。另有记载："清阳于上窍而出，浊阴则出于下窍，故无带下之虞。脾失健运，湿邪蕴结不化，流注下焦于带脉，亦引发带下，治湿不理脾，非其治也。"

《素问·至真要大论》曰"诸湿肿满皆属于脾"；《傅青主女科》载"带下俱是湿证"，明确了带下的发生其病因与湿有关，脾虚不能运化水湿，湿邪下注，则带下不止；或外感湿热毒邪，伤及脾胃，伤及任带，带脉失约，带下可见。故运脾行气，益气健脾之法治疗带下过多有助于清利内湿，有效抑制带下过多。

（二）治疗思路

妇人多忧思郁怒，损伤心脾，肺火时发，血不归经，多患赤白带。脾胃虚损，阳气下陷，伏合阴火，水湿不化，致使湿热相合下注而成带下。脾胃亏虚，清阳不升，湿浊停聚，流注下焦，脾虚气陷日久，引起下焦寒湿，或下焦虚寒，甚至命门火衰，阳气下脱为寒湿带下。若带下如鸡子清者，脾肾虚极也。故本病以健脾温肾升阳、清热利湿止带为主法，多以止带方、完带汤为基础方进行加减。

带下过多结合局部治疗效果更佳，采用阴道纳药方式，阴道内纳入清热利湿止带、祛腐生肌敛疮的栓剂。若带下过多因慢性宫颈炎引起，也可根据病变特点采用现代不同的治疗方法，如激光治疗、冷冻治疗、红外线凝结治疗、微波治疗、宫颈环形电切术、聚焦超声治疗等。

（三）用药特点

本病主要由于湿邪影响任、带所形成。治以健脾清热、利湿止带为主，基础方以完带汤为主加减。临床用药多以党参、苍术、白术、黄柏、黄芩、椿根皮、茯苓等健脾利湿，清热止带为主。若症见带下量多，色白或赤白相兼，质稠秽臭，脘闷少食，大便溏而不爽，辨证为湿热蕴结，以完带汤合止带汤加减以清热利湿止带。若带下黄绿如脓，或混浊如泔，或伴有脓血，加易黄汤或加金银花、连翘、败酱草清热解毒。若症见带下量多，色淡黄，无臭味，神疲倦怠，便溏，小腹坠痛，腰膝酸软，面色萎黄或白，辨证为脾肾两虚，方以完带汤合归肾丸加减健脾温肾，除湿止带。若带下日久不止者，加芡实、乌贼骨、金樱子收涩止带。若症见带下量多，色赤或赤白相兼，质黏稠味臭秽，精神抑郁易怒，口苦咽干。辨证为肝经湿热，方用完带汤合龙胆泻肝汤加减，疏肝泻火。

本病属湿热下注者，宜清宜利，多用黄柏、黄芩、丹皮、川牛膝，若有带下腥秽臭者，湿热胜，多用苍术、土茯苓、苦参等。有脾胃气虚，不能约制其水，而湿痰下坠者，宜用二术、茯苓、车前子等，佐以升提之品如柴胡、升麻等。若湿浊偏甚，常加薏苡仁；若腹痛加川楝子、延胡索。

四、典型病案

案 1：王某，女，28 岁。2012 年 9 月 1 日初诊。

主诉：白带量多，伴外阴瘙痒 1 周，加重 3 天。

现病史：2012 年 3 月孕 40 天因胚胎停育自然流产，行清宫术后，带下量多，色黄白相兼，质均，有腥臭味，阴道瘙痒，月经前后反复发作，影响生活，在外院多次给予抗生素治疗。刻下症：阴道瘙痒难忍，白带量多，色白，烦躁，苔黄腻，脉滑数。

月经史：14岁月经初潮，周期28天，经期5天。末次月经2012年8月12日，行经5天，量适中，色暗红，经期无腹痛，经前无不适。

辅助检查：取膀胱截石位，采用窥阴器扩张阴道进行妇科检查提示，外阴已婚已产型，阴道通畅，阴道黏膜发红，阴道分泌物增多，子宫颈光滑，宫体前位，正常大小，双侧附件无压痛。用无菌长棉拭子取阴道侧壁分泌物取白带进行常规检查，未见滴虫、真菌，胺臭味试验阳性，线索细胞检测呈阳性。将pH试纸送入穹隆用以测定pH值，显示阴道pH > 4.7。

西医诊断：细菌性阴道病。

中医诊断：带下量多（湿热下注）。

治法：清热利湿止带。

处方：止带方加减。猪苓15g，茯苓15g，车前子（包）10g，泽泻10g，茵陈10g，赤芍15g，丹皮10g，黄柏10g，栀子10g，牛膝10g，苍术10g，金银花20g，薏苡仁30g，土茯苓20g，炒白术10g，党参15g。7剂，1日1剂，第一、二煎混合，早、晚分服，第三煎熏洗外阴。

复诊：自述白带量减，色白，质地均匀，无味，外阴无瘙痒，舌淡，苔白略腻，脉滑。采用健脾利湿兼活血通络之法，在上方的基础上去栀子、茵陈、黄柏、金银花，加丹参15g，王不留行15g，丝瓜络10g，路路通10g，继服7天。

按语：细菌性阴道病引起的带下量多，病机以脾虚湿热盛为主，治疗以升阳、清热化湿止带，药多以党参、白术、苍术、茯苓为主健脾利湿。若带下色黄质稠者，多用茵陈、丹皮、黄柏、栀子清热化湿。若带下色白质稀者，多加温热药物如干姜、高良姜、附子、茴香等温补中焦脾胃，恢复脾胃自身运化的功能，则水湿之邪得以温化。出于固护脾胃的理念，清热解毒药可用酒洗、酒炒、酒浸等办法来减缓其苦寒之性。带下量多，加防风、羌活，取其"风能胜湿"之功，与升麻、柴胡同用升发阳气，升阳除湿，升清降浊。治疗带下量多以温阳药物为主，旨在使脾阳恢复，恢复运化水湿功能，使带下量减少，从带下产生的根源治疗带下病。

案2：丁某，女，28岁。2016年10月15日初诊。

主诉：白带量多半年，加重1周。

现病史：白带量多，色黄，质稠，曾小产2次。平素腰酸，性交痛、偶有出血，乏力，胸闷，易怒，舌淡苔黄腻，脉滑。

月经史：14岁月经初潮，周期30～45天，经期5天。末次月经10月10日，量少，色紫，血块多，经前恶心，腹痛，乳胀痛。

妇科检查：外阴已婚已产型，阴道通畅，宫颈Ⅲ度糜烂乳突型。宫体后位正常大小，偏左活动不佳。附件区无异常。

西医诊断：慢性宫颈炎。

中医诊断：带下量多（湿热郁滞）。

治法：清热燥湿，健脾止带。

处方：完带汤合止带方内服及外用。苍术12g，白术12g，陈皮12g，车前子10g，白芍10g，山药15g，荆芥穗10g，黄柏12g，黄芩12g，茯苓24g，党参15g，赤芍15g，柴胡18g，川牛膝12g，薏苡仁30g，生牡蛎24g，陈皮12g，甘草10g。7剂，1日1剂，水煎，第一、二煎内服，分二次服。第三煎熏洗坐浴，每次20分钟左右，后洗外阴部。保妇康栓，临睡前纳入阴道深处，隔日1次，每次1粒，7天为1疗程。连用2个疗程，经期停止用药。

复诊：白带量较用药前减少，仍多色黄白，性交后腹痛。舌淡苔黄腻，脉滑。继用上方14剂，停用阴道纳药。

按语：本例患者以慢性宫颈炎来就诊，主要表现为白带量多、色黄，质稠伴腰酸，乏力，胸闷等症，辨证为脾虚湿阻，肝郁气滞化热，故用药以党参、苍术、白术、陈皮、山药、薏苡仁健脾燥湿利湿，柴胡、黄柏、黄芩疏肝理气解郁热，生牡蛎固涩止带。若伴有外阴瘙痒，可加荆芥穗祛风止痒。服药若大便次数增加且稀者，可加白扁豆、豆蔻健脾化湿。

第六章 妊娠病

第一节 胎漏、胎动不安

一、概述

妊娠期阴道少量出血，时下时止或淋漓不断，而无腰酸、腹痛、下腹坠胀者称为"胎漏"；妊娠期出现腰酸、腹痛、小腹下坠，或伴有阴道少量流血者，称为"胎动不安"。

西医学称先兆流产，是指妊娠 28 周以前先出现阴道少量流血，常为暗红色或血性分泌物，无妊娠物排出，随后出现阵发性下腹部疼痛或腰部痛。妇科检查宫颈口未开，胎膜未破，子宫大小与停经周相符。先兆流产是自然流产发展的最初阶段的临床类型，其妊娠结局有二，一是经休息及治疗后症状消失，可继续妊娠；若阴道流血量增多或下腹痛加剧，可发展为流产。

诊断标准：有停经史，或有早孕反应，常有人工流产、自然流产史，精神创伤病史，孕后不节房产史，过度劳累史，跌仆闪挫史等。

症状表现：阴道少量出血，时出时止，或淋漓不断，伴有下腹部疼痛或腰部酸痛。

妇科检查：子宫颈口未开，胎膜未破，子宫体软，大小与孕周相符。

辅助检查：尿妊娠试验阳性；血 HCG 定量测定持续上升；B 超检查提示宫内妊娠，可见完整妊娠囊，有原始心管搏动，或有胎心音或胎动存在，或伴有绒毛膜下出血。

二、病因病机

中医学认为胎漏、胎动不安的病因有母体和胎元两个方面，终致冲任气血失调，胎元不固而发病。取决于先后天的失宜，其中先天因素主要与母体肾气亏虚、父方精气不足相关；后天因素多责于外感邪气、内伤七情、饮食失宜、劳倦失常、房劳多产、癥瘕、跌扑损伤等。多与肾虚、气血亏虚、血热、外伤及感染邪毒有关。

西医学认为，先兆流产的病因包括胚胎因素、母体因素、父亲因素及环境因素。其中胚胎因素主要为染色体异常，占 50%～60%。母体因素包括全身性疾病、生殖器官异常、内分泌异常、免疫异常及强烈应激与不良习惯等。近年来研究亦发现，父亲精子质量（弱精、少精、菌精）及染色体的异常，也可导致流产的发生。

三、从脾胃治疗思路

（一）立论依据

《诸病源候论》中指出"胎动不安者，多因劳役气力或触冒冷热，或饮食不适，或居处失宜"，指出胎动不安形成的原因与饮食有关、脾胃有关。

《陈素庵妇科补解》提出："妊娠胎动不安，大抵冲任二经血虚，胎门子户受胎不实也。然亦有饮酒过度，房劳太多而胎动者；有登高上厕，风入阴户，冲伤子室而胎动者；有因触击而胎动者；有暴怒伤肝胎动者；有用力过度伤筋胎动者。"强调胎动不安，与饮食不节、冲任血虚有关。

《校注妇人良方》曰："妇人以胃气壮实，冲任荣和，则胎所得，如鱼处渊。若气血虚弱，无以滋养，其胎终不能成也。"指出胎元全赖气血以养，气血又借脾胃饮食化生。胎儿营养首先要求孕妇胃气要充盛，冲任才会得到荣养，胎儿才有所系。若孕妇脾胃虚弱，气血不足，则胎失所养。

明·武之望《济阴纲目》载："天之五气，地之五味，母食之而子又食之，外则充乎形质，内则滋胎气……"明确指出孕妇以脾胃气血为要，如饮食不节，七情内伤，脾胃受亏，气血无助而生诸病。气血旺，脾胃和，胎自无虞。

《傅青主女科》记载："胎中之荫血，必赖气以卫之，气虚下陷，则荫胎之血亦随气而下陷矣。然则气虚下陷，而血未尝虚，似不应与气同陷也。不知气乃血之卫，血赖气以固，气虚则血无凭依。"脾主中气而统血，使血循脉中而不外出。脾胃亏虚，则失统摄，气虚不摄，冲任不固，无力系胎而胎失所载。

任脉主一身之阴，为阴脉之海，为人体妊养之本，主胞宫。而冲、任二脉皆起于胞宫，与十二经相通，为十二经气血汇聚之所，是全身气血运行的要冲；脾经与冲脉交会于"三阴交"，与任脉交会于"中极"；胃经与冲脉交会于"气冲"，与任脉交会于"承浆"。脾胃经脉通过冲、任二脉与胞宫相联系，冲任得脾胃精气以濡养。脾主运化，为气血生化之源，胃主受纳，腐熟水谷，为多气多血之腑，人体外而皮毛，内而五脏，无不依赖脾胃化生之气血的濡养。脾胃为胞宫之经、孕提供物质基础。

（二）治疗思路

脾胃为气血生化之源，内养五脏，外濡肌肤，是维护人体后天生命的根本。其居中焦，为全身气机之枢纽，脾主升清，胃主降浊，只有脾胃功能正常，气血才能旺盛。妇女妊娠经血停闭，气血下聚以养胎元，胎元在宫内全赖母体气血滋养。胎孕之形成在于肾精，胎元之固在于肾气，而肾精肾气又必赖于后天水谷精微以充养，胎儿生长亦有赖于后天水谷精微。如孕妇过度劳累，忧思不解，致损伤脾胃；孕后恶阻较重，更致脾胃亏虚。脾胃受损，则气血化源不足，冲任气血亏虚，胎元无所养，胞宫则无所系，治疗多以健脾益气、养血固肾为主。

（三）用药特点

脾主统血，为后天之本，气血生化之源。血能养胎，气能载胎，脾旺则统摄有权。补益脾胃，则气血化源充足，气血充沛，中气升提有力，胎儿才能正常发育，而不止陨坠。故在治疗先兆流产时重视补脾胃以滋气血，多采用健脾益气，固肾安胎的治疗原则，多用党参、白术、黄芪、山药、砂仁、甘草之品健脾益气养血而安胎，亦取其直接补气而载胎，且重用白术。以其中气虚者，多以补中益气汤为主方加减；偏血虚者，以苎根汤为主方加减；气血两虚者，以胎元饮为主方加减。若阴道流血量多者，加仙鹤草、海螵蛸；腹痛明显者，加白芍、甘草；腹胀明显者，加砂仁、紫苏梗；腰酸明显者，加桑寄生、菟丝子等。

四、典型病案

王某，女，31 岁，已婚。2016 年 12 月 5 日初诊。

主诉：停经 55 天，阴道少量流血伴下腹坠痛 2 天。

现病史：停经 30 日自测尿妊娠试验（＋），2016 年 11 月 25 日查 B 超示：宫内早孕，可见囊内胎芽及原始心管搏动。患者 2 天前因劳累后出现阴道少量流血，色淡红，质稀，伴下腹坠痛，腰酸，神疲乏力，少气懒言，脱发，纳差，夜寐差，多梦易醒，大便稀溏，小便正常。舌质淡，舌体大小适中，边有齿痕，苔薄白，脉滑无力。

月经史：初潮12岁，平素月经规律，经期3～5天，周期27～30天，经色淡红，经量较少，无血块，无痛经史，末次月经10月10日。

婚育史：25岁结婚，2015年3月孕40天行药物流产。

妇科检查：外阴呈已婚未产式。阴道畅，少量淡红色分泌物。子宫增大，质软，宫颈口未开，胎膜未破。双附件区未触及异常。

辅助检查：（2016年12月5日）血HCG 84345mIU/mL；P 62.00nmol/L；妇科B超示宫内早孕、单胎存活，孕囊2.5cm×2.0cm×2.6cm，囊内可见胎芽，大小约1.5cm，孕囊下方可见1.5cm×0.9cm液性暗区。

西医诊断：先兆流产。

中医诊断：胎漏、胎动不安（脾胃虚弱、气血两虚）。

治法：益气健脾，养血安胎。

处方：补中益气汤合胎元饮加减。生黄芪20g，白术20g，党参15g，茯神15g，当归10g，炒白芍15g，熟地黄10g，菟丝子15g，续断15g，补骨脂10g，覆盆子10g，仙鹤草12g，升麻6g，柴胡6g，陈皮6g，酸枣仁15g，炙甘草6g，苎麻根10g。7剂，1日1剂，水煎，早、晚饭后半小时分服。服药期间卧床休息避免劳累，禁性生活，清淡营养饮食，防止感冒，调畅情志。

复诊一：服上方3剂后，阴道出血停止，下腹坠胀痛、腰酸明显减轻；服药5剂后，无明显下腹坠胀痛、腰酸，乏力、懒言症状缓解，多梦好转，未出现寐中易醒情况，大便正常。舌质淡，舌体大小适中，苔薄白，脉细滑。上方去当归，余药不变。

处方：生黄芪20g，白术20g，党参15g，茯神15g，炒白芍15g，熟地黄10g，菟丝子15g，续断15g，仙鹤草12g，升麻6g，柴胡 6g，补骨脂 10g，覆盆子 10g，陈皮 6g，酸枣仁 15g，炙甘草 6g，苎麻根 10g。7 剂，1 日 1 剂，水煎，早、晚饭后半小时分服。

复诊二：服上药 7 剂，患者寐可，下腹坠胀痛、腰酸、乏力等症状消失，未见阴道流血，大小便正常。舌淡，苔薄白，脉滑。复查血 P 97.00mmol/L；妇科 B 超示宫内早孕、单胎存活，孕囊 3.4cm×2.8cm×3.3cm，囊内可见胎芽，大小约 2.6cm。上方去茯神、酸枣仁、苎麻根、仙鹤草，继服 7 剂以巩固疗效。

处方：生黄芪 20g，白术 20g，党参 15g，炒白芍 15g，熟地黄 10g，菟丝子 15g，续断 15g，补骨脂 10g，覆盆子 10g，升麻 6g，柴胡 6g，陈皮 6g，炙甘草 6g。7 剂，1 日 1 剂，水煎，早晚饭后半小时分服。

电话随访：2017 年 7 月 2 日剖宫产 1 女，体健。

按语：先兆流产的治疗，首先应当休息，禁止性生活。妊娠后气血下聚以养胎元，脾胃运化得健，则化生有源，气血充足，胎有所养。若脾胃虚弱，则冲任气血亏虚，胎无所系，胚无所养，而致先兆流产。先兆流产多数以孕早期阴道少量流血，色淡红或褐，伴腰酸、腹坠，超声检查见宫腔内有孕囊，可见胎心胎芽。临床辨证多为脾胃虚弱、肾气不固。故治疗用黄芪、白术、党参、升麻、柴胡、益气升阳以安胎，炒白芍、熟地黄养血滋阴以安胎，菟丝子、续断、补骨脂、覆盆子固肾益精以安胎，共同达到安胎的作用。

另外，先兆流产患者实验室检查发现黄体酮值偏低且呈下降趋势，属黄体功能不全者，在中药辨证治疗的同时，可肌内注射黄体酮 20mg，每日 1 次，或口服孕激素制剂；若属甲状腺功能减退者可口服小剂量左甲状腺素钠片。经治疗，若阴道流血停止，超声检查提示胚胎存活，可继续妊娠。若临床症状加重，超声检查发现胚胎发育不良，血 HCG 持续不升或下降，表明流产不可避免，应终止妊娠。

第二节 滑 胎

一、概述

滑胎是指堕胎或小产连续发生 3 次或 3 次以上者，亦称"数堕胎"。以连续性、自然性和应期而下为特点。

西医学称为复发性流产（RSA），是指与同一性伴侣连续发生 3 次或 3 次以上的自然流产。大多是早期流产，少数为晚期流产。作为妇科临床的常见病之一，在育龄期夫妇中发病率为 1%～5%，而其中约有 50% 为不明原因性复发性流产（URSA）。近年来，有学者认为连续发生 2 次及 2 次以上的自然流产即需要重视并纳入评估，其发生再次妊娠流产率达 50%。

诊断标准：连续发生 3 次或 3 次以上自然流产，且多数发生在同一妊娠月。孕前多有腰酸乏力的症状，孕后可无明显症状，或有腰酸腹痛，或阴道有少量流血等先兆流产症状。

二、病因病机

中医学认为本病的发病主要责之胎元及母体两方面。胎元方面主要是胎元禀赋不足或胎元不健，胎不成形。母体方面主要是冲任损伤，胎元不固，胎失所系，胞失所养而发病，常见肾虚、脾肾虚弱、气血虚弱、血瘀、血热等方面因素。

西医学认为，导致复发性流产的病因甚为复杂，多与遗传、内分泌、感染、生殖器畸形、免疫因素等有关。早期复发性流产常见原因有胚胎染色体异常、免疫功能异常、黄体功能不全、甲状腺功能低下等，晚期复发性流产常见原因有生殖道解剖异常、自身免疫异常、血栓前状态等。

1. 染色体异常：染色体数目异常（非整倍体、多倍体）、染色体结构异常（平衡易位、罗氏易位、倒位、缺失）、染色体多态性可致减数分裂发生异常，导致 RSA 发生。

2. 免疫学功能异常：妊娠期间，母体对胚胎抗原是一种动态的免疫耐受，任何一种因素紊乱，均会致免疫平衡打破，引发母体对胚胎的免疫排斥，致使流产的发生。免疫因素引起的 RSA 包括自身免疫型和同种免疫型，自身免疫异常包括抗卵巢抗体（AovAb）、抗精子抗体（AsAb）和抗子宫内膜抗体（EMAb）、抗磷脂抗体（APA）、抗核抗体（ANA）异常和血型抗体不和等。同种免疫功能异常包括：封闭抗体（BA）不足、细胞因子（CK）失衡、自然杀伤细胞（NK）、叶酸代谢酶基因突变等。

3. 内分泌异常：黄体功能不全、高泌乳素血症等会抑制黄体功能，致黄体分泌障碍，蜕膜反应不良，从而影响胚胎着床。多囊卵巢综合征患者常伴有高黄体生成素（LH）、高雄激素（T）、胰岛素抵抗，影响卵泡发育与子宫内膜生长，从而影响胚胎种植与发育。甲状腺功能异常者，其血浆中存在多种抗体，可通过交叉免疫反应与 HCG 受体相互作用，抑制 HCG 对黄体受体的影响，从而影响黄体功能，致黄体功能不全而发生流产。

4. 生殖道解剖异常：包括先天性和后天性生殖道解剖异常，先天性生殖道发育不良包括纵隔子宫、单角子宫、双角子宫、双子宫等，又以纵隔子宫最为常见；后天性生殖道异常包括宫腔粘连、宫颈重度裂伤、宫颈内口松弛、内膜息肉、子宫肌瘤等。其会影响宫腔内环境，影响胚胎着床或子宫内膜蜕膜化不良等。

三、从脾胃治疗思路

（一）立论依据

孙思邈在《千金要方》中提出："凡女子受孕，经三月而堕者，虽气血不足，乃中冲脉有伤，中冲脉即阳明胃经供应，胎孕至此时，必须节饮食。"指出女子堕胎乃是中冲脉损伤，责之阳明胃经，需以饮食调之。

《妇人大全良方·妊娠数堕胎方论第一》提出："若血气虚损者，子脏为风寒所苦，则气血不足，故不能养胎，所以数堕胎也。其妊娠腰痛者，喜堕胎也。"《校注妇人良方》亦有云："夫胎乃阳施阴化，荣卫调和，经养完全，十月而产。若血气虚损，不能养胎，所以数堕也。"皆提出了数堕胎皆因气血不足，治疗需先调理脾胃，使气血自生，且不仅要在孕中安胎，亦要在孕前、产后调理脾胃，培补气血。

元·朱丹溪《格致余论·胎自堕论》中记载："阳施阴化，胎孕乃成，血气虚乏，不能荣养，其胎自坠。"明·张景岳《景岳全书·妇人规》中云："凡妊娠之数见堕胎者，必以气脉亏损而然。"皆指出胎孕的形成与气血密切相关，气能载胎，血能养胎，气血充盛，则胎得所养，气血充沛在生殖发育中起重要作用。而气血生化的源泉在后天之本脾胃，若脾虚胎失所养，则冲任不足，胎元不固。

（二）治疗思路

胎孕的萌生主要靠先天之肾精，肾气的充盛是妊娠的前提。而胎儿的发育则依赖于母体后天脾胃所化生的气血，先天肾精亦赖于后天脾胃化生之气血充养，脾非先天之气不能化，肾非后天之气不能生，故脾胃虚弱是复发性流产的重要因素。在治疗时，必当专补气血。在补益肾气的同时，重视补养后天脾胃。因妇女妊娠，气血下聚以濡养胎元，气血本虚；又孕妇妊娠后因早孕反应而有纳差，致饮食营养不够，脾胃更虚，气血化生乏源，气虚则无以提摄，血虚则无以濡养，气血亏虚，冲任不固，固摄无权，致胎失气载、失血之滋养而堕。堕胎乃血虚气弱，不能荣养而自堕。故复发性流产的治疗应在妊娠前进行，在补肾的基础上，以健脾和胃，补养气血为主，基础方以胎元饮、泰山磐石散为主加减。妊娠后预防先兆流产的发生是关键，治疗周期至少要超过既往流产时间 2 周。

（三）用药特点

滑胎的发生，多因气虚提摄不固，血虚则灌溉不周而至。故治疗多用黄芪、白术、太子参、党参健脾益气。柴胡、升麻升阳，当归、白芍补血养血，熟地黄、山茱萸、炒山药补肾滋阴养血，菟丝子、杜仲、女贞子补益肾气，调补冲任。妊娠后出血不止者多加仙鹤草、苎麻根；腹痛者，增加白芍用量；恶心纳少者，加竹茹、苏梗、生姜；热多者用黄芩，减少砂仁用量，以防辛温助热，若胃弱，减少黄芩用量，重用砂仁，以助脾运；腰酸痛者加覆盆子、补骨脂以固肾；妊娠后，多有乏力、嗜睡，卧床少动，且安胎用药多滋腻，易阻碍中焦脾胃气机。故在治疗复发性流产时主张脾气宜健宜运，胃气宜和宜降。脾失健运，易导致痰湿内停，从而影响气血运行，故在健脾益气的基础上，常佐以理气健胃的药物，如陈皮、木香、苏梗、砂仁等。脾气健运，胃气调和，气血生化有源，则胞宫气血充沛，胎元有所养，胞宫有所系，而胎自安。

四、典型病案

谢某，女，33 岁，已婚。2015 年 2 月 7 日初诊。

主诉：婚后 5 年，反复流产 4 次。

现病史：婚后 5 年多，婚前因个人原因于孕 50 天行人工流产术 1 次，术后月经量较前减少。婚后未避孕，屡孕屡堕反复发生 4 次，每次均孕 2 月流产，刻下症：腰酸，乏力，夜寐多梦、易醒，纳可，小便调，大便溏，舌淡红、苔薄白，脉细。就诊时正值月经第 12 天，B 超示：子宫大小形态正常，内膜厚 0.7cm，左侧卵泡 1.2cm×1.4cm，右卵泡 1.3cm×1.1cm。

月经史：初潮 12 岁，平素月经规律，经期 4～6 天，周期 28～31 天，经色暗红，经量少，无血块，无痛经史，末次月经 2015 年 1 月 26 日。

婚育史：25 岁结婚，G5P0，2010 年 7 月孕 50 天行人工流产 1 次；2011 年 8 月、2012 年 5 月、2013 年 8 月、2014 年 7 月均孕 2 月后自然流产行清宫术。

妇科检查：外阴已婚未产式。阴道畅，壁光滑。子宫常大，质软。双附件区未触及异常。

辅助检查：染色体、女性激素六项、甲状腺功能、免疫均显示未见异常。

西医诊断：复发性流产。

中医诊断：滑胎（脾肾两虚证）。

治法：健脾益肾，滋阴养血，兼以活血。

处方：泰山磐石散加减。黄芪 20g，炒白术 15g，党参 10g，茯苓 10g，当归 10g，白芍 15g，熟地黄 15g，山茱萸 10g，炒山药 10g，菟丝子 15g，杜仲 12g，女贞子 15g，丹参 30g，王不留行 12g。7 剂，1 日 1 剂，水煎，早、晚饭后半小时分服。服药期间避免劳累，清淡营养饮食，调畅情志。并嘱其监测排卵，适时同房。

复诊一：诉服药后腰酸，乏力症状明显缓解，夜寐较前好转，纳可，二便调。查 B 超示双侧均未见优势卵泡，考虑卵泡破裂，此时正值月经后期，治以疏导气血、调和阴阳，方药在前基础去王不留行，加淫羊藿、巴戟天。

处方：黄芪 20g，炒白术 12g，党参 10g，白芍 15g，熟地黄 15g，山茱萸 10g，炒山药 10g，菟丝子 15g，杜仲 12g，女贞子 15g，当归 10g，丹参 15g，淫羊藿 10g，巴戟天 10g，茯苓 15g。7剂，1 日 1 剂，水煎，早、晚饭后半小时分服。

复诊二：停经 31 天，诉下腹憋胀，偶有腰酸，无腹痛，无阴道流血，舌淡红、苔薄白，脉细滑。今日自测尿 HCG（＋），查血 HCG 131mIU/mL，P 43nmol/L，E_2 362pg/mL。治以健脾益肾，养血安胎。方以自拟保胎方加减。

处方：菟丝子 20g，桑寄生 15g，续断 10g，阿胶 6g，黄芪 20g，炒白术 20g，党参 10g，白芍 15g，熟地黄 15g，炒山药 10g，杜仲 12g，女贞子 10g，补骨脂 10g，覆盆子 10g，炙甘草 6g。7 剂，1 日 1 剂，水煎，早、晚饭后半小时分服。同时，每日肌内注射黄体酮注射液，每次 40mg。禁性生活，卧床休息。

复诊三：停经 38 天，诉偶有下腹憋胀，恶心、纳差，无腰酸、腹痛，无阴道流血，舌淡红、苔薄白，脉细滑。方药在前基础上加紫苏梗、砂仁、生姜、竹茹。

处方：菟丝子 20g，桑寄生 15g，续断 10g，阿胶 6g，黄芪 20g，炒白术 20g，党参 10g，白芍 15g，熟地黄 15g，炒山药 10g，杜仲 12g，女贞子 10g，补骨脂 10g，覆盆子 10g，炙甘草 6g，紫苏梗 10g，砂仁 6g（后下），生姜 6g，竹茹 10g。10 剂，1 日 1 剂，水煎，早、晚饭后半小时分服。继续每日肌内注射黄体酮注射液，每次 20mg。

复诊四：停经 48 天，诉恶心症状较前好转，食欲渐佳，无下腹憋胀、无腰酸、腹痛，无阴道流血，舌淡红、苔薄白，脉细滑。查血 HCG 45989mIU/mL，P86nmol/L，$E_2$527pg/mL。B 超示：宫内可见一孕囊，囊内可见胎芽及原始心管搏动，提示早孕、单胎存活。

继原方药治疗，20 剂，1 日 1 剂，水煎，早、晚饭后半小时分服。隔日肌内注射黄体酮注射液，每次 20mg。

复诊五：停经 70 天，超过既往流产时间 1 周余，诉无不适，继用原方药治疗巩固疗效，20 剂，1 日 1 剂，水煎，早、晚饭后半小时分服。

4 月 25 日复诊：停经 3 个月，行 NT 彩超检查未见异常，胚胎大小与孕周相符。

随访：2015 年 11 月 2 日顺娩 1 女，体健。

按语： 滑胎的发生与胎元和母体的异常有关，胎元不固、精气不足、禀赋薄弱，或孕后受外邪、毒物所伤，致胎元不健或胎元有缺陷，从而发生殒堕。素体虚弱、肾虚不足、不能固摄胎元，或气血虚弱、不能滋养胎元，或血热扰胎、血瘀内停等，致冲任失调不能载胎养胎，而引起滑胎。常用药物党参、太子参、黄芪健脾益气补益脾肾，杜仲、桑寄生、菟丝子益肾安胎。同时，滑胎患者重点要进行心理疏导，要绝对卧床休息静养，禁性生活。且保胎要遵循及时、足量、长期的原则，用药要超过既往流产月份是治疗成功的关键。

第三节 恶 阻

一、概述

恶阻是指妊娠早期孕妇出现严重持续的恶心呕吐，头晕厌食，甚则食入即吐者。又称"妊娠呕吐""子病""病儿""阻病"等，最早记载见于《金匮要略·妇人妊娠病脉证并治》。是妊娠早期常见的病证之一，如治疗及时，护理得法，多数患者可迅速康复，预后大多良好。妊娠早期的轻度恶心择食、晨起恶心呕吐等为早孕反应，一般 3 个月后即可逐渐消失，不作病论。

西医学称"妊娠剧吐"，多发生于妊娠早期至妊娠 16 周之间，出现严重的恶心呕吐，头晕厌食，甚至频繁呕吐，不能进食，以致发生体液失衡及新陈代谢障碍，甚至危及孕妇生命。多见于年轻初孕妇。一般停经 40 日左右开始出现早孕反应，以后逐渐加重，呕吐物中有胆汁或咖啡样物质。严重呕吐可引起失水及电解质紊乱，并动用体内脂肪，使其中间产物丙酮聚积，引起代谢性酸中毒。患者体重明显减轻、面色苍白、皮肤干燥、脉搏弱、尿量减少，严重时出现血压下降，引起肾前性急性肾衰竭。

二、病因病机

中医认为发生恶阻的主要机理是冲气上逆，胃失和降。常见分型有脾胃虚弱、肝胃不和、痰浊阻滞等。孕后经血停闭，血聚冲任以养胎，冲脉气盛，冲脉隶于阳明，若胃气素虚，胃失和降，冲气挟胃气上逆，而致恶心呕吐。如孕妇平素性躁多怒，肝郁化热，孕后血聚养胎，肝血更虚，肝火愈旺，且冲脉气盛，冲脉附于肝，肝脉挟胃贯膈，冲气挟肝火上逆犯胃，胃失和降，遂致恶心呕吐。脾阳素虚，痰饮内停，孕后经血壅闭，冲脉气盛，冲气挟痰饮上逆，以致恶心呕吐。

西医学认为，早孕反应的发生可能与体内人绒毛膜促性腺激素（HCG）增多、胃肠功能紊乱、胃酸分泌减少和胃排空时间延长有关。一般认为与 HCG 显著升高有关。但临床表现的程度与血 HCG 水平有时并不一定成正比。孕妇精神过度紧张、焦急、忧虑，及生活环境和经济状况较差者更易发生妊娠剧吐。近年研究发现，妊娠剧吐还可能与幽门螺杆菌感染有关。

三、从脾胃治疗思路

（一）立论依据

清·闵纯玺《胎产心法》云："妊娠禀受怯弱，中脘宿有痰饮，便有阻病……此皆胃气弱而兼痰与气滞者也。"明确指出妊娠恶阻多因妇人素体不足，孕后脾虚胃弱，中阳不振，中焦气虚不能运化水饮，而停滞为痰。或本有痰盛，因恚怒伤肝，升降失常，冲气上逆，致胃失和降而吐。

清·徐大椿在《女科指要》中提到："妊娠脾胃虚弱，夹气而涎内滞，致病恶阻。"即指因脾胃虚弱，可致恶阻。脾作为气机升降的重要枢纽，气机不畅则脾不能升清，胃不能降浊之状，从而导致痰饮的停聚，内阻气机，故发此证。

（二）治疗思路

恶阻辨证着重了解呕吐物的性状（色、质、气味），结合全身证候、舌脉进行综合分析，以辨寒、热、虚、实。其治疗大法以调气和中、降逆止呕为主，主要治疗方法有调理脾胃、疏肝理气、平冲降逆。并应注意饮食和情志的调节，用药宜忌升散之品。

恶阻患者由于进食困难，可采取中医外治法进行治疗，采取耳针与体针共用的方法，有较好的治疗效果。必要时，采用中西医结合治疗，给以输液、纠正酸中毒及电解质紊乱。若经治疗无好转，或体温高达38℃以上、心率超过120次/分，或出现黄疸时，应考虑终止妊娠。

（三）用药特点

针对本病"脾虚胃弱"病机，治以健脾和胃，降逆止呕。基础方药选用香砂六君子汤为主。方中参、术、苓、草、大枣健脾养胃，益气和中；生姜、半夏降逆止呕；砂仁、木香、陈皮理气和中。若脾胃虚寒者，加丁香、白豆蔻以增强温中降逆；若吐甚伤阴见口干者，去木香、砂仁、茯苓等温燥或淡渗之品，加玉竹、麦冬、石斛等养阴和胃；若唾液分泌量异常增多，时时流涎者，加益智仁、白豆蔻温脾化饮，摄涎止唾。便秘者，加胡麻仁润肠通便；若脾胃虚弱，痰湿内盛者，加苍术健脾燥湿；若挟热者，症见呕吐黄水，头晕心烦，喜食酸冷，加芦根、竹茹、橘皮、黄芩以祛痰浊，清邪热。治疗强调补脾胃，降逆气，使呕吐得止。

四、典型病案

王某，女，25岁，已婚。2018年3月7日初诊。

主诉：孕90天，恶心呕吐12天，加重2天。

现病史：自诉孕80天时出现恶心呕吐，晨起及进食油腻食物后加重。近2天加重，食入即吐，呕吐物为咖啡色黏液。伴纳差、乏力，头晕，多梦，舌淡红、苔薄白，脉细。

辅助检查：B超示，宫腔内见一孕囊，可见胎心、胎芽及原始心管的搏动。

西医诊断：妊娠剧吐。

中医诊断：恶阻（脾胃虚弱证）。

治法：健脾和胃止呕。

处方：香砂六君子汤加减。党参10g，炒白术20g，茯苓10g，甘草3g，木香6g，芦根10g，竹茹6g，炒山药10g，陈皮10g，砂仁3g，姜半夏6g，白芍10g，黄芩6g，菟丝子15g，杜仲12g。5剂，1日1剂，水煎，少量多次频服。

电话随访，服药后，呕吐止，纳可。

按语：妊娠恶阻病机多以脾虚胃弱为主，同时兼顾补肾安胎。

选方用药以健脾和胃、降逆止呕、固肾安胎为主进行加减，主方香砂六君子以健脾和胃为主，若腰酸腰痛明显者，可加桑寄生、杜仲。若口干者，加石斛、玉竹。同时，嘱患者饮食清淡，少油腻，保持情绪稳定，免受外界不良情绪刺激。

第七章　产后病

第一节　产后身痛

一、概述

产褥期内，出现肢体或关节酸痛、麻木、重著者，称为"产后身痛"，俗称"产后痛风"。现代医学称产后关节痛，是指女性在妊娠后期及分娩时，因盆骨各关节活动量增加和关节松弛，耻骨联合和髂关节出现分离，导致产后肢体关节、肌肉等疼痛不适，又称"耻骨联合分离症""坐骨神经痛"等。以产妇在产褥期内出现肢体或关节的酸楚、疼痛、麻木、关节活动不利、甚至肿胀为主要临床表现，但患者的临床各项指标均正常。多发于冬春季，现在由于空调的广泛使用，夏季发病率亦呈明显上升趋势。另外，产褥期中因风湿、类风湿引起的关节痛、产后风湿性关节炎、多发性肌炎、产后血栓性静脉炎出现类似症状者，可参照本病治疗。

二、病因病机

中医认为，产后身痛与产褥期的生理特点息息相关，此时产妇气血虚弱，易感受风寒湿邪。患者产后气血虚弱，或发热虚损未复，四肢百骸及筋脉失养，元气亏损，风、寒、湿邪乘虚入侵机体，使气血凝滞，经络阻滞或经络失养；或产时耗伤气血皆可致产后身痛。主要表现为关节或肌肉疼痛、酸麻、沉重、屈伸不利等，遇冷或气候变化时病情加重，但受累关节局部无红肿热痛的阳性体征。本病的发生以气血亏虚为本，以风寒湿邪瘀结为标，本虚标实，虚实兼有。

西医学对本病的发病机制尚不明确，可能与产后机体的激素（包括性激素、肾上腺皮质激素等）、免疫功能、钙磷的平衡有关，也受产后环境改变、心理调适等因素影响，还与产后的内在修复过程有关。

三、从脾胃治疗思路

（一）立论依据

唐·昝殷《经效产宝》曰"产伤动血气，风邪乘之"，指出产后疾病与气血有关。唐·孙思邈《千金要方》"妇人产讫，五脏虚羸"，指出产后疾病与五脏俱虚有关，产后身痛的发生，是因产后诸脏多虚，虚而不能荣，手足走痛，气血不能养荣四肢。

《妇科玉尺》曰："产后真元大损，气血空虚。"脾主肌肉，脾气虚则肌肉酸胀软弱无力，肝主筋，肾主骨，肝肾亏则筋骨失荣，畏风畏寒的情况随之出现。

《傅青主女科》认为"产后百节开张，血脉流散，气弱则经络间血多阻滞，累日不散，则筋牵脉引，骨节不利，故腰背不能转侧，手足不能动履，或身热头痛"，明确指出疾病起于血气之衰，脾胃之虚，而产后尤甚。

（二）治疗思路

产后诸脏多虚，因脾胃为后天之本，气血生化之源，妇人以血为本，经、带、胎、产、乳无不与气血相关，而肾为先天之本，主藏精，精血互化。若产后调摄失宜、饮食不当，易使外邪乘虚而入，导致本病。孕期气血聚于胞宫滋养胎儿，产时出血，产后妇女气血耗伤，百脉空虚，气血不足，筋脉关节失于濡养，不荣则痛。气血亏虚，经脉失养，外邪乘虚，虚实互结，筋脉瘀滞不畅，不通则痛。故产后身痛具备产后多虚多瘀特点，其病理特点是以本虚标实、气血亏虚、营卫不和为其本，风寒湿邪气入中为其标。故治疗上必重先后天之本，以调补正气为大法，补益肝脾肾为主，祛风通络为辅。治疗当以益气养血为主，兼活血通络、祛风除湿，辅以畅情志、运脾胃。

（三）用药特点

产后气血亏虚，脏腑受损，正气虚损，风寒湿邪乘虚侵袭，瘀邪互结，痹阻经络，不通则痛。以健脾益气，祛邪止痛为基本原则。偏脾胃气虚者，以黄芪桂枝五物汤加减；偏风寒者，以独活寄生汤加减；偏血瘀者，以身痛逐瘀汤加减。偏肾虚者，以养荣壮肾汤加减。若气虚甚者重用黄芪、党参等以益气扶正；畏寒明显者加肉桂、细辛、小茴香等以温里散寒；肢体痛明显活动不利者加桑枝、威灵仙、羌活等以舒筋活络、通利关节；血虚明显者，加鸡血藤补血活血通络。在治疗中，多用党参、茯苓、白术、山药、黄芪之品健脾益气。

四、典型病案

徐某，女，26岁，已婚。2018年10月7日初诊。

主诉： 产后3月余，全身关节痛。

现病史： 自诉在产褥期贪凉，常开空调，起初未在意，现全身关节酸痛症状逐渐加重，右侧面颊部轻微疼痛，右脚发凉，怕冷，纳眠可，二便调，舌紫红，有瘀点，脉细弱而涩。

既往史：2018 年 7 月行剖宫产术。

月经史：初潮 14 岁，平素月经规律，经期 3 ～ 7 天，周期 26 ～ 30 天，经色红，经量可，无痛经史，末次月经 2018 年 9 月 15 日。

西医诊断：产后关节痛。

中医诊断：产后身痛（气虚血瘀兼风寒湿邪）。

治法：益气健脾养血、祛风散寒止痛。

处方：黄芪桂枝五物汤加减。黄芪 30g，党参 15g，白术 15g，茯苓 15g，当归 15g，川芎 10g，赤芍 10g，制附子 10g（先煎），桂枝 15g，干姜 10g，秦艽 10g，羌活 10g，木香 10g，独活 10g，厚朴 10g，益母草 15g，川牛膝 10g，淫羊藿 15g，巴戟天 15g，7 剂，日 1 剂，水煎。并嘱患者避风寒，勤锻炼，畅情志。

复诊一：服药后面颊疼痛减轻，下肢困重，全身疼痛症状有所好转，服药期间月经来潮，量少，色暗，无痛经，轻微腹泻，大便 1 日 2 次，小便调，舌紫红，有瘀点，脉细弱而涩。加陈皮 12g，砂仁 6g（后下），焦三仙各 15g，鸡内金 15g，健脾和胃化湿。7 剂，日 1 剂，水煎。

复诊二：守前方加桑寄生 10g，14 剂，日 1 剂，水煎。此后复诊，患者月经规律，诉无其他不适。随访 1 月后，未再复发。

按语：产后身痛的发生，与产褥期的生理状态有关，产后气血虚弱，风寒湿邪乘虚侵入机体，使气血凝滞，经络阻滞，或产时大出血，产后气血亏损，精血不能濡养筋骨，或产后汗出过多，耗伤津液，经脉失养，而致产后身痛。其主要发病机理为产后气血亏虚，风寒湿之邪乘虚而入，稽留关节、经络，使气血瘀滞，经脉不通。故治疗以养血活血通络，兼以祛风止痛为主，同时配以健脾和胃化湿之党参、白术、茯苓等，顾护脾胃。

第二节　缺　乳

一、概述

缺乳是指产后在哺乳期内，产妇乳汁甚少或全无，亦称"乳汁不行"或"乳汁不足"。多发生在产后 2～3 天至半个月内，亦可发生在整个哺乳期，其中产后 1 周内是产后缺乳的高发期。据相关资料统计，我国产后缺乳的发病率为 20%～30%，我国 6 个月以下婴儿纯母乳喂养率仅为 30% 左右，主要原因之一便是产妇乳量不足。目前西医学对本病尚无有效治疗方法。

诊断标准：有产时失血过多史，有产后情志不遂等慢性病史；产妇在哺乳期中，乳汁甚少，不足以喂养婴儿，或乳汁全无。亦有原本泌乳正常，突然因情志过度刺激后缺乳者。

二、病因病机

中医认为导致产后缺乳的因素有虚实两端。虚证多源于素体气血虚弱，或脾胃虚弱，复因产时耗伤冲任气血津液，或产后饮食不节，或忧思伤脾，损伤脾胃，气血生化无源，以致气虚血弱无以化，乳汁缺乏；亦可由于先天肾精不足，或后天脾肾虚损，冲任气血虚衰，导致乳腺乳头发育不良而缺乳。实证多为气滞血瘀，或痰湿为患，阻滞冲任，壅闭乳脉，乳汁运行受阻，或素有抑郁，或产后七情所伤，或过期不哺乳，或睡眠挤压，致气滞不行，乳络不调，或产后恶露不净，瘀血凝结之冲任瘀阻，或产后外邪侵袭留滞，宣降失司，乳络不通，或恣食膏粱厚味，中州失健，聚湿生痰，乳络失畅。

西医学认为，乳汁的分泌、合成以及维持是一个复杂的生理过程，不仅受多种内分泌激素的相互作用，还受神经系统的调节，下丘脑、垂体、卵巢、胎盘、甲状腺及胰腺等均参与了这个调节过程，其中催乳素与雌激素、孕激素、糖皮质激素、胰岛素、生长激素等协同作用刺激乳腺导管生长和乳腺小叶及腺泡发育，从而促进和维持泌乳。产后缺乳主要是由于下丘脑分泌的催乳素抑制激素作用于垂体，从而抑制催乳素的合成和分泌所导致。营养不良、精神恐惧或抑郁可直接影响丘脑下部，使垂体前叶催乳素分泌减少而导致乳汁分泌量少或不分泌。

三、从脾胃治疗思路

（一）立论依据

《妇人大全良方》记载"妇人乳汁，乃气血所化。若元气虚弱，即乳汁短少"，指出气血化源不足，便无乳可下。

《陈素庵妇科补解》曰："……若乳少，全属脾胃虚而饮食减少之故。……至于产后乳少，大补气血则胃气平复，胃旺则水谷之精以生新血，血充则乳自足。"充分说明气血足则乳汁化生有源，气血亏则乳汁化生乏源。气血由脾胃化生，乳汁的化生与脾胃功能密切相关。只有脾胃功能正常，才可将水谷精微上升转输于乳络，气血化生充足，从而促进乳汁的化生。

《傅青主女科》曰："乳乃气血之所化也，无血固不能生乳汁，无气亦不能生乳汁……妇人产后绝无点滴之乳，人以为乳管之闭也，谁知是气与血之两涸乎！夫乳乃气血之所化而成也，无血固不能生乳汁，无气亦不能生乳汁，然二者之中，血之化乳，又不若气之所化为尤速。新产之妇，血已大亏，血本自顾不暇，又何能以化乳？乳全赖气之力，以行血而化之也。"明确提出脾胃虚弱，纳食少，气血化生不足，乳汁生化乏源，导致缺乳。

（二）治疗思路

中医认为乳汁生于血，化于气，资于冲任，其根在肾，其源在脾，其行在肝。由于产妇素体脾胃虚弱，或产后元气虚衰，或由于饮食习惯不良等损伤脾胃功能，出现脾胃气虚，升降失调。脾胃无力纳运饮食水谷，影响水谷精微的生成，使气血生化乏源。脾气虚，水谷精微不能化生及传输至乳络，亦使乳汁化生乏源。临床可见乳汁清稀、量少，乳房柔软，无胀感，伴面色不荣，精神疲乏，食欲不振或大便溏等症状，治法当以补益脾胃，补气生血，通脉增乳。

由于现代社会生活与饮食习惯变化，常过食肥甘，或恣食生冷，脾胃本伤；又妊娠期女性常过于滋补，再加上产后少动，或素体肥胖，脾胃更伤，湿浊内停；或产后抑郁，气机不畅，津液输布障碍，聚而成湿。脾胃受损，运化水液失司，津液化生不足，气血乏源；运化水液失司，湿浊内生，阻滞气血运行，同时脾喜燥恶湿，更使运化失司，导致乳汁化生乏源。临床可见产后乳汁不行，脘腹胀满，食欲不振，口腻或口甜，面色萎黄，形体消瘦或肥胖，乏力，大便稀溏。治疗宜健脾祛湿，使乳汁得以化生并通畅。

（三）用药特点

产后缺乳治疗常需与健脾利湿、疏肝理气等法兼而用之，虚者大补冲任气血为先，壮脾胃以滋化源。多以八珍汤、归脾汤、参苓白术散等为基础方随证加减。气血虚重者加黄芪、陈皮、通草、王不留行、猪蹄补血通乳。大便溏薄者，加茯苓、山药、薏苡仁等以健脾渗湿止泻；食少、脘胀者，加砂仁、陈皮等以理气健脾；若肝气郁滞、胸胁胀满者，加柴胡、枳壳、橘核、佛手片等以疏肝理气、通行乳脉；若神志不宁，失眠多梦，加茯神、合欢皮、首乌藤、远志、酸枣仁等宁心安神；恶露色淡且不绝者，加益母草、生蒲黄、鸡血藤等养血活血；腰膝酸软者，加巴戟天、续断、桑寄生等补益肝肾。乳汁滞而不通，多投以通脉之品王不留行、炮穿山甲、桔梗等。脾胃健，气血足，乳汁生化有源，则乳汁自行。

四、典型病案

张某，女，27岁，教师。2017年6月11日初诊。

主诉：产后乳汁稀少，不足以哺乳。

现病史：产后10日，无明显诱因出现乳汁分泌减少，纳差，眠差，唇色淡，乏力。无寒热，二便调。舌淡少苔，脉细弱。

婚育史：26岁结婚，G1P1，2017年6月剖宫产1子，体弱。

西医诊断：产后缺乳。

中医诊断：缺乳（气血两虚证）。

治法：补气养血，滋生化源。

方药：八珍汤加味。当归10g，川芎10g，白芍20g，熟地黄20g，茯苓10g，白术10g，党参15g，甘草10g，黄芪10g，陈皮10g，通草5g，桔梗10g，王不留行15g。5剂，上药与猪蹄熬汤，少量多次频服。

复诊：诉服药5剂后乳汁渐多，纳食较前增多。继服上药5剂，并嘱家属，产褥期间，多食以清淡温热流质营养之品，少食肥甘厚腻之品。

电话随访：乳汁渐通，可正常哺乳。

按语：妇人以血为用，生产后气血上行以化乳。乳汁乃气血所化，若因产时失血过多，伤及心血，使气血耗损过多，乳汁化生乏源。在治疗时虚者补而通之，以补脾益胃、通络下乳为基本原则。心脾同治，重在补脾；气血并补，重在补气，使心脾双补，气血充足，乳汁得化，治疗以健脾益气之八珍汤为基础方进行加减。若哺乳期产妇又因情绪影响，见乳房胀，乳汁难出者，可加青皮、香附、王不留行、路路通行气下乳。另外，产后缺乳是以脾胃虚弱、气血两虚为病之本，气滞为病之标。故在治疗上不能单纯补虚，还要配合通乳为要。

第三节　产后抑郁

一、概述

产后抑郁是以产妇在产后出现情绪低落、精神抑郁为主要症状的病证，是产褥期精神综合征中最常见的一种类型。

西医学称为"产褥期抑郁症"，主要表现为产褥期持续和严重的情绪低落以及一系列症候，如动力减低、失眠、悲观等，甚至影响对新生儿的照料能力，通常在产后 1 周内出现症状，平均持续 6~8 周，甚则长达数年。其发病率据国外报道约为 30%，随着现代社会环境和生活方式的改变，发病率逐年呈上升趋势。

临床主要表现：①情绪改变。心情压抑、沮丧、情绪淡漠，甚至焦虑、恐惧、易怒，夜间加重；有时表现为孤独、不愿见人或伤心、流泪。②自我评价降低。自暴自弃、自责感，对身边的人充满敌意，与家人、丈夫关系不协调。③创造性思维受损，主动性降低。④对生活缺乏信心，觉得生活无意义，出现厌食、睡眠障碍、易疲倦、性欲减退。严重者甚至绝望、有自杀或杀婴倾向，有时陷于错乱或昏睡状态。产褥期抑郁症，不仅对产妇自身造成严重不良影响，同时潜在的，对婴儿的健康成长极为不利。

诊断标准：在产后 2 周内出现下列 5 条或 5 条以上症状，必须具备①②两条。①情绪抑郁；②对全部或多数活动明显缺乏兴趣或愉悦；③体重显著下降或增加；④失眠或睡眠过度；⑤精神运动性兴奋或阻滞；⑥疲劳或乏力；⑦遇事均感到毫无意义或自责感；⑧思维能力减退或注意力涣散；⑨反复出现死亡想法。在产后 4 周内发病。

二、病因病机

产后抑郁发生在产后，与产褥多虚多瘀的特殊生理有关。中医多从肝脾论述，认为产后思虑太过，心血暗耗，致脾气受损，气血生化不足，血不养心，而见心神失养。或产后元气亏损，复因劳倦耗气，运血无力，血滞成瘀，或产后胞宫瘀血停滞，瘀阻气逆，致败血上攻扰心。或素性忧郁，产后复因情志所伤，或突受惊吓，致魂不守舍，罹患本病。故本病以气机郁滞为基本病机。

西医学认为，产褥期抑郁症的病因不明，发生主要与孕期的焦虑和抑郁情绪有关。如有不良生育史、多产、不易怀孕、青少年产妇、早产产妇、妊娠合并疾病、家庭关系不和睦、新生儿性别与期望不符等均也易引发本病。与患者的主观性格因素、心理因素以及客观上患者产后生活变化、家属与亲人的态度变化等因素也密切相关。

三、从脾胃论治思路

(一) 立论依据

《素问·宣明五气》云"脾藏意"，《素问·阴阳应象大论》曰"中央生湿……在脏为脾……在志为思"，脾藏意、主思，体现了脾与人的精神意识思维活动存在密切关联。气血是情志活动的物质基础，血乃神之居处。而脾胃为气血生化之源，人的精神意识活动有赖于脾主运化水谷，化生营血，以营养意。此所谓"脾藏营，营舍意"。脾胃位居中焦，是人体气机升降枢纽。脾土为万物之母、四运之轴、五脏之中心，可上乘下达。正常人体气机周流运行，脾升胃降，肝气升发，上及心火，肺气肃降，下温肾水，脾胃如车之枢轴，四维如车之轮，人体气机升降轴轮相辅，运动流通，轮运轴灵，全身气机周流顺畅。脾胃功能正常，人体气血调和，能调中州而驭四旁。中焦脾胃之气衰则易致气机升降失常，金水废其收藏，木火郁其生长，所以精神分离而病作。

（二）治疗思路

脾胃的气机升降影响肝气升发、肺之肃降，并影响全身气机升降，与郁证发病密切相关。本病治疗多从肝脾入手，既要侧重于肝，亦要注重顾护脾胃。临床重视培养中气，健运脾胃，既能升发肝脾以益木火之升发，又能降肺胃以助金水之肃降，枢机通利，中土斡旋调顺，气机周流畅通，全身气血调和，如此则七情平稳，情志正常。同时，根据中医五脏情志相胜理论，本病治疗还应配合心理干预治疗，转移患者注意力，指导或协助患者利用哺乳空闲时间，倾听喜欢的舒缓优美、高雅喜庆的音乐；阅读各种使人愉悦开心、情志开朗的报刊；收看轻松浪漫、妙趣横生的综艺类电视节目。从而转移患者对病情的注意力，化解心中的烦闷，达到治疗目的。应用放松疗法，引导患者全身放松，使其气血调和、经络畅通、心平气和、阴平阳秘，康复心身。

（三）用药特点

治疗本病当从肝脾入手，以健脾化痰、疏肝解郁、安神为法，临床注意顾护后天脾胃。基础方多以逍遥散合四君子汤加减为主，增强脾胃运化功能，调畅肝胆疏泄。若苔厚腻纳差者加陈皮、半夏健脾和胃，消痰积散郁结，若寐差者合归脾汤养心安神；若见神志不宁、哭笑无常者，属痰湿郁结，阻碍清窍，加远志、石菖蒲、龙

· 154 ·

骨、牡蛎，以开窍宁志、潜镇定惊、开郁醒脾；气阴亏虚、神气不宁者，加麦冬、淮小麦、大枣，补脾建中、滋阴安神。若气机郁滞较重，加青皮、香附、木香增强理气之功；若郁而化火伤阴，虚热内扰，加酸枣仁、知母以清热除烦、养血安神；心神不安、忧郁失眠者，常加合欢皮。

四、典型病案

张某，女，40岁。2016年5月10日初诊。

主诉：产后20天，情绪低落，欲哭，心烦易怒7天。

现病史：患者7天前，因与家人发生口角出现情绪低落，欲哭以发泄，心烦易怒，暴怒欲伤人。伴头晕，纳差，入睡困难，多梦，小便黄，大便黏滞，4～5天1次，舌体偏瘦，舌淡红偏暗，苔厚腻微黄，脉沉弦。

西医诊断：产褥期抑郁症。

中医诊断：产后抑郁（气郁血瘀，阴虚火旺）。

治法：健脾开郁、调畅气机。

处方：逍遥散合保和汤加减。柴胡10g，当归10g，白芍10g，茯苓10g，白术20g，姜半夏9g，陈皮10g，炒莱菔子10g，焦山楂10g，神曲10g，连翘10g，太子参10g，麦冬10g，五味子6g，酸枣仁20g，知母6g，甘草10g，生姜3片，大枣5枚。7剂，水煎，每日1剂，早、晚温服。嘱其忌肥甘厚味，适劳逸，调畅心情。同时，按摩百会、少海、曲池、足三里、涌泉等穴。

复诊一：服药后症状缓解，时有心烦不宁，睡眠较以前转佳，仍有多梦易醒，纳食增加，舌质暗，苔白，脉沉弦。守上方加浮小麦30g，煅龙骨15g，煅牡蛎15g。15剂，水煎，每日1剂，早、晚温服。

复诊二：症状明显缓解，睡眠改善，头晕减轻，情绪基本能控制，继续原方巩固治疗。

半年后随访，患者诉情绪稳定，未有明显不适。

按语：产后抑郁的出现，多与产妇的个人因素和社会因素有关，因社会、饮食和生活方式的改变，尤易引起脾胃运化失职。脾主思，思乃人正常的精神活动之一，思虑过度则最易伤脾。产褥期女性身心压力增加，气机升降失常，结聚不得发越，郁结不通，容易引起郁证的发生。重症患者可采用中西医结合治疗。中医治疗重视调理脾胃，培土荣木，使脾胃得健，则肝体得养，肝用正常。脾胃健，化源开，气血自生，精秘而神安。同时，配合中西医结合治疗、心理干预及健康教育，以通畅经络，调和气血，达到心平气和、情绪稳定之治疗目的，促使患者树立生活自信心。

第八章 妇科杂病

第一节 不孕症

一、概述

女子婚后夫妇同居 1 年以上，有正常的性生活，男方生殖功能正常，未避孕而不受孕；或曾有过孕育，未避孕又 1 年以上不再受孕者，称为"不孕症"。又称"全不产""绝产""绝子"。

不孕症是多种病因导致的生育障碍状态，是生育期夫妇生殖健康不良事件。不孕症分为原发性和继发性两类。其中既往从未有过妊娠史，无避孕且从未妊娠者称为原发性不孕；曾经有过妊娠史，而后未避孕 1 年以上未孕者为继发性不孕。又可分为绝对不孕和相对不孕。绝对不孕是指先天解剖生理缺陷无法纠正而不孕；相对不孕是指在病理条件下造成女子生殖功能紊乱经治疗可以受孕。

我国不孕症的发病率占育龄夫妇 7% ～ 10%，且近年来发病率呈上升趋势，原发性不孕发生率高于继发性不孕。不孕的原因可能在女方、男方或男女双方，女方因素约占 60%，男方因素约占 30%，双方因素约占 10%。

诊断要点：有月经不调、带下异常、异常胎产史、结核病史等病史；症状：夫妇同居 1 年以上，男方生殖功能正常，未采取避孕措施而未怀孕，或曾有孕育，未避孕 1 年以上不再受孕。检查包括体格检查、卵巢功能检查、输卵管通畅试验、生殖免疫功能检查、宫腔镜检查、腹腔镜检查及其他检查，体格检查重点观察女性的第二性征的发育情况，内外生殖器官有无畸形、炎症、肿瘤及分泌物异常等。卵巢功能检查主要包括基础体温测定、性激素水平测定、阴道脱落细胞涂片检查、子宫内膜活组织检查、B 超监测卵泡及有无排卵等，了解卵巢有无排卵及黄体功能状态。

二、病因病机

中医学认为不孕症的病因与肾主生殖的关系密切，并与天癸、冲任、子宫的功能失调，或脏腑气血不和，影响胞脉胞络功能有关。现代生活节奏快、生活压力大，起居失常，情绪紧张导致肝脾失调；情志不畅，肝气郁结，疏泄失常，不能摄精成孕。或者恣食膏粱厚味，脾虚不运，痰湿内生，气机不畅，胞脉受阻，不能摄精成孕。若脾胃功能失调，则无以化身气血，致肝肾功能失养。若脾虚运化失调，则浊、湿、瘀、痰内生，致不孕不育内在病理产物生成。若脾胃升降失调，一方面会让人体阴阳气血、水火之升降平衡打破，则其他脏腑气机失调，另一方面会造成水谷之精摄入不足，则无以化身气血，冲任不足，精血无源，无以纳精成孕。故不孕的病因病机主要与脾、肾、肝有关。

西医学认为，在不孕症中，盆腔因素和排卵障碍居多。盆腔因素包括输卵管异常、慢性输卵管炎症引起伞端闭锁，或输卵管黏膜受损使之完全闭塞或积水。盆腔粘连、盆腔炎性疾病后遗症、子宫内膜异位症、各种输卵管手术等均可引起盆腔组织局部或广泛的疏松或致密粘连，造成盆腔和输卵管结构和功能的破坏。不孕症病因按病变部位来分，可分为输卵管性不孕、排卵障碍性不孕、免疫性不孕、不明原因性不孕等。

1. **输卵管性不孕**：输卵管在捡拾卵子和运输卵子、精子和胚胎方面发挥着重要作用；输卵管也是精子获能、精卵相遇、受精的场所。感染和手术操作极易使输卵管黏膜受损，进而纤毛消失，蠕动障碍，以及阻塞或与周围组织粘连，影响输卵管的通畅性功能。因此，输卵管阻塞或通而不畅是女性不孕的重要原因。盆腔感染是导致输卵管性不孕的主要因素。感染不仅引起输卵管阻塞，且因瘢痕形成，使输卵管壁僵硬和输卵管周围粘连，改变其与卵巢的关系，影响输卵管的拾卵及运送功能。感染的病原体可由需氧菌和厌氧菌所致，也可由衣原体、结核杆菌、淋病双球菌、支原体等所致。盆腔子宫内膜异位症、卵巢子宫内膜异位症可形成腹膜粘连带，使输卵管伞端外部粘连或卵巢周围粘连，使成熟卵不能被摄入输卵管；引起的广泛粘连还可影响受精卵的运行。

2. **排卵障碍性不孕**：排卵障碍是很多内分泌疾病的共同表现，临床表现主要为月经不规则甚至闭经，病史还可反映多毛症、男性化、溢乳及雌激素过少等内分泌病紊乱的信号。1993 年世界卫生组织（WHO）制定了无排卵的分类标准，共分为三大类。WHO Ⅰ 型（低促性腺激素性无排卵）、WHO Ⅱ 型（正常促性腺激素性无排卵）、WHO Ⅲ 型（高促性腺激素性无排卵）。

3. **免疫性不孕**：目前与不孕有关的自身抗体分两类，非器官特异性自身抗体和器官特异性自身抗体。前者指针对存在于不同组织的共同抗原的抗体，如抗磷脂抗体（APA）、抗核抗体（ANA）、抗DNA 抗体等；后者指只针对某个特异性器官组织自身抗原的抗体如抗精子抗体（AsAb）、抗卵巢抗体（AovAb）、抗子宫内膜抗体（EMAb）和抗绒毛膜促性腺激素抗体（AhCGAb）等。

4. **不明原因的不孕**：检查的各项指标都正常，而不孕原因又无法解释的时候，即诊断为不明原因的不孕症。推测不明原因不孕症的病因可能有以下几方面：不良的宫颈分泌物影响；子宫内膜对早期胚胎的接受性较差；输卵管的蠕动功能不良；输卵管伞端拾卵功能缺陷；黄素化不破裂综合征；轻微的激素分泌欠佳，如黄体功能不足；精子和卵子受精能力受损；轻度子宫内膜异位症；腹膜巨噬细胞功能异常；腹腔液抗氧化功能受损等。

三、从脾胃治疗思路

（一）立论依据

《傅青主女科》曰："脾胃之气虽充于脾胃之中，实生于两肾之内。无肾中之水气，则胃中之气不能腾；无肾中之火气，脾之气不能化。""妇人以血为用，若脾气虚弱，则血感不足。"明确指出脾胃与肾的关系。且傅青主在临床治疗不孕症时，将不孕分为身瘦不孕、胸满不思食不孕、下部冰冷不孕、胸满少食不孕、少腹急迫不孕、嫉妒不孕、肥胖不孕、骨蒸夜热不孕、腰酸腹胀不孕、便涩腹胀足浮肿不孕等10类不孕，10条治疗方中有9方用白术，有7方用人参。明确指出，脾胃为气血生化之源，精血互滋，故脾不虚则精旺，肾精足则种子有望，胎之所成，成于肾脏之精，而胎之养，养于五脏六腑之血。由此得出，不孕症的关键病机以脾肾不足为常见，补肾健脾为基本治疗大法，补气健脾药为首选治疗药物。

《傅青主女科》另有记载："妇人有素性恬淡，饮食少则平和，多则难受，或作呕泄，胸膈胀满，久不受孕，人认为赋禀之薄也，谁知是脾胃虚寒乎！"指出脾胃虚寒，无以化生水谷之精微，无津液以灌溉于胞胎之中，胞胎无温暖之气以养胚胎。故脾胃虚寒，生化无权，气血乏源无以充冲任之脉以助胞宫摄精成孕。

《校注妇人良方》中载"脾胃虚损，不能营养冲任"，指出脾气虚损，气血生化不足则冲任血虚，胞脉失养，不能摄精成孕。

明·龚廷贤《寿世保元·求嗣篇》中指出"论孕育子嗣，全在调经理脾，血气充旺。调其经候，去其妒忌，再服孕方，自然有子"，指出了脾虚血气不足，情志不畅会导致不孕。

清·陈士铎《石室秘录》中曰："痰气盛者，必肥妇也，毋论身肥则下体过胖，而湿由膀胱，必有泛滥之虞。"指出脾胃受损失其健运之功，水液在体内的停滞，精不能化；痰湿内生，躯脂满溢遮盖子门，胞脉受阻不能摄精成孕，脾虚湿盛带下淋漓亦难以受孕成胎。

（二）治疗思路

中医治疗不孕症常以肾、脾、肝为主。肾－天癸－冲任－胞宫生殖轴调节失衡，肝、脾、肾功能失常所致，脾虚则健运失司，水湿内停，不能启动氤氲之气而致不孕，临床常见的病机有肾虚、肝郁、痰湿、血瘀等。故治疗不孕症时，以补肾健脾疏肝为基本法则，注重调养患者的脾胃功能，保精养血。脾气亏虚，不能充养先天肾精，导致血海空虚致月经后期、闭经或不孕；脾阳虚衰，温煦功能不足，易生痰化湿；脾损则饮食不化，水湿不运，阻滞气机，致肝失疏泄，气机不利，血脉运行不畅，阴阳不得转化，卵子破膜无力，导致排卵障碍，而不孕。故其治疗，以补肾调周之法建立正常月经周期的同时，注重脾气的固护以及脾虚生湿的治疗，从而达到脾肾同治，使妇女体内气血平调，助孕生成。

（三）用药特点

不孕症有虚实之分，其虚证有肾虚和脾虚之分，肾虚则无以温脾，脾虚则水湿内停，湿聚成痰，痰阻气机，气滞血瘀，痰瘀互结；脾虚以胖人多见，胖人痰湿内盛，湿邪循经下行，阻滞冲任二脉，壅塞胞宫，不能摄精成孕。故肥胖型不孕症多见脾肾虚弱，治疗以基础方苍附导痰丸合补中益气汤加减为主，方中陈皮、半夏泄水化痰，茯苓健运脾气，白术、黄芪、人参大补脾胃之气，肾虚为主者加山茱萸、巴戟天、枸杞子、熟地黄滋补肾精；覆盆子、巴戟天补命门与心包络之火。

四、典型病案

孙某，女，28 岁。2018 年 10 月 14 日初诊。

主诉：婚后未避孕未受孕 2 年。

现病史：婚后未避孕未孕 2 年余，曾多方求医，曾用促排卵药但未受孕，男方精液检查未见异常。患者近 1 年体重无明显诱因增加约 5 kg，平素腰骶酸痛，畏寒，白带量偏多，疲倦乏力，夜尿 2 ～ 3 次 / 夜，面部痤疮，舌质淡，舌边有齿痕，苔白腻，脉沉细。

月经史：初潮 14 岁，平素月经后期，经期 5 ～ 6 天，周期 40 ～ 60 天，经色淡红，经量可，经前乳房胀痛，无痛经史，末次月经 2018 年 10 月 7 日。

辅助检查：T 2.12ng/dL，PRL 131.33μIU/mL，FSH 1.6mIU/mL，LH 2.4 mIU/mL，E_2 185.76pg/mL。甲功及胰岛素功能均未见明显异常。B 超示：双侧卵巢见小于 10mm 多个小卵泡。

西医诊断：不孕症。

中医诊断：不孕症（脾肾两虚证）。

治法：补肾健脾，调经种子。

方药：归肾丸合六君子汤加减。菟丝子 10g，覆盆子 10g，枸杞子 10g，陈皮 10g，半夏 9g，党参 15g，茯苓 15g，炒白术 15g，薏苡仁 20g，白芍 10g，川芎 10g，熟地黄 10g，当归 10g，鹿角霜 10g，甘草 5g。共 7 剂，每日 1 剂，水煎，每日 2 次。嘱其测基础体温（BBT），并嘱患者合理饮食、规律作息、调畅情志等。

复诊一：末次月经 2018 年 11 月 10 日，5 天净，量中，色淡红，经前乳房胀痛、腰骶酸痛症状改善，仍觉乏力，舌淡、苔薄白，脉细弦。查 BBT 单相。

处方：菟丝子 10g，桑寄生 10g，川续断 10g，熟地黄 10g，当归 10g，川芎 10g，白芍 15g，生晒参 20g，炒白术 15g，茯苓 15g，桑椹 15g，益母草 10g，鹿角霜 10g，薏苡仁 20g，泽兰 10g，甘草 5g，共 7 剂，每日 1 剂，水煎，每日 2 次。嘱其继续测 BBT。

复诊二：末次月经 2018 年 11 月 10 日。诸症改善，查 BBT 双相。

处方：菟丝子 10g，桑寄生 10g，川续断 10g，熟地黄 10g，当归 10g，川芎 10g，白芍 10g，炒白术 10g，柴胡 10g，葛根 15g，泽兰 15g，甘草 5g，紫河车 6g，共 7 剂，每日 1 剂，水煎，每日 2 次。嘱其继续测 BBT。

复诊三：末次月经 2018 年 11 月 10 日。诸症均减，自行于 2018 年 12 月 19 日测尿 HCG（+），今日查黄体酮 β-HCG 46.70mIU/mL。给予保胎治疗。

处方：菟丝子 10g，桑寄生 10g，川续断 10g，熟地黄 10g，砂仁 6g，白芍 10g，炒白术 10g，甘草 5g，共 14 剂，每日 1 剂，水煎，每日 2 次。

电话随访：顺产 1 子。

按语： 女性生育力与年龄密切相关，治疗时需充分考虑患者的卵巢生理年龄、选择合理、安全、高效的个体化方案。对于肥胖、消瘦、有不良生活习惯或环境接触史的患者需要首先改变生活方式；纠正或治疗机体系统疾病；性生活异常者在排除器质性疾病的前提下可给予指导，帮助患者了解排卵规律，调节性交频率和时机以增加受孕机会。另外，本病预后尚无确切数据，高龄所致卵巢功能低下、卵巢早衰，以及子宫内膜异位症、子宫肌瘤等疾病可增加治疗的难度。

对于病因诊断明确者针对病因选择相应治疗方案。治疗应按病因分为"无排卵性不孕""黄体功能不全不孕""高泌乳素血症""高促性腺激素性闭经""多囊卵巢综合征""未破裂卵泡黄素化综合征""子宫发育不良""子宫内膜异位症""慢性输卵管炎""免疫性不孕"几类，治疗方案不同。多采用中医辨证与西医辨病相结合的治疗。

中医辨证治疗，注重补脾和胃，鼓舞脾阳，防治脾困，多辅以健脾利湿化痰之药茯苓、泽泻、薏苡仁、人参、白术、山药、黄芪等益气健脾，补后天以益先天，土旺精生而得子。

第二节　癥　瘕

一、概述

妇女下腹有结块，或胀，或满，或痛，或有异常出血者，称为"癥瘕"，其中结块坚硬，固定不移，推揉不散，痛有定处，为"癥"，病属血分；结块不坚，推之可移，痛无定处，为"瘕"，病属气分。

诊断要点：可有月经病、带下病、不孕症、生殖道炎症等病史，或精神创伤史；有下腹部包块，或胀、或痛、或满，伴有月经异常、痛经，或带下异常等症状。辅助检查，包括妇科检查、B超、宫腔镜、腹腔镜、子宫输卵管造影等检查协助确诊。注意结合相关的肿瘤标志物检查等，排除恶性肿瘤。

西医学的子宫肌瘤、卵巢囊肿、盆腔炎性包块、子宫内膜异位症结节包块等非手术治疗，可按本病治疗。

二、病因病机

中医学认为癥瘕的发生多因正气虚弱，加之情志所伤或外感风寒之邪乘虚入侵，产生气滞、血瘀、痰湿、毒热等病因，致使血气失调所致。七情所伤，肝气郁结，气血运行受阻，滞于冲任胞宫，结块积于小腹，成为气滞癥瘕。妇女经期产后，血室正开，胞脉空虚，余血未尽之际，房事不节，风寒之邪乘虚而入，寒凝则血瘀，气血瘀阻，运行不畅，阻于经遂，瘀积成块；或忧思忿怒，脏腑失调，血气不和，瘀血停滞，积而成瘕。素体脾虚，或饮食不节，损伤脾胃，健运失职，湿浊内停，聚而为痰，痰湿下注冲任，阻滞胞络，痰血搏结，渐积成瘕。经期产后，胞脉空虚，余血未尽之际，外阴不洁，或房事不禁，感染湿热邪毒，入里化热，与血搏结，瘀阻冲任，结于胞脉，而成癥瘕。

三、从脾胃治疗思路

（一）立论依据

《景岳全书·积聚》中云："治积之要，在知攻补之宜。而攻补之宜，当于孰缓孰急中辩之。凡积聚未久而元气未损者，治不宜缓，盖缓之则养成其势，反以难制，此其所急在积，速攻可也。若积聚渐久，元气日虚，此而攻之，则积气本远，攻不易及，胃气切近，先受其伤，愈攻愈虚，故不死于积而死于攻矣……故凡治虚邪者，当从缓治，只宜专培脾胃，以固其本。"提出在治疗癥瘕时，若患者体健可耐受治疗，则应以攻急为主，速下积聚；若患者本素体弱，则当先培补脾胃，缓治积聚。张景岳在《妇人规》中曰："瘀血留滞作癥，惟妇人有之。其证则或由经期，或由产后，凡内伤生冷，或外受风寒，或恚怒伤肝，气逆而血留，或忧思伤脾，气虚而血滞，或积劳积弱，气弱不行。总由血动之时，余血未净，而一有所逆，则留滞日积而渐以成癥矣。""妇人久癥宿痞，脾肾必亏，邪正相搏，牢固不动。"瘀血、痰湿等邪气留滞，气血津液化生不足，脾气更加虚衰，日积成癥。

清·单南山《胎产指南·癥瘕》云"产后癥瘕，由恶露不尽，脾气虚弱，失其健运之职，故积而成形"，强调了脾气虚弱在妇人癥瘕疾病过程中的作用。

明·李梴《医学入门·妇人门》曰："善治癥瘕者，调其气而破其血，消其食而豁其痰，衰其大半而止，不可猛攻峻施，以伤元气，宁扶脾为正气，待其自化。"强调治疗癥瘕，不可只猛药相攻，还需健脾益气，以达到扶助正气。

清·沈金鳌《杂病源流犀烛》云："癥者……其原由胃气衰，脾元弱，邪正相搏，积于腹中。"

以上均强调癥的形成与脾气弱胃气衰有关。

（二）治疗思路

脾胃为气血生化之源，内养五脏，外濡肌肤，是维护人体后天生命的根本。其居中焦，为全身气机之枢纽，脾主升清，胃主降浊。脾胃受损，气虚无力运血，血滞成瘀，痰浊与气血搏结为"癥瘕"。在治疗上则应顾护正气，调理脾胃气血。化痰祛瘀的同时配以健脾和胃之品，使生痰无源。

同时，临床处理癥瘕疾病时，要注意癥瘕所处的位置、形态大小以及数量的多少、病程的长短、兼症和月经情况制定不同的治疗方案。对于直径小于 4cm 的癥瘕，进行药物口服治疗，治疗多以补益脾胃、活血化瘀、软坚散结为主，佐以行气化痰。但必须根据患者体质强弱，病之久暂，酌用攻补，或先攻后补，或先补后攻，或攻补兼施等法，随证施治，不可一味地猛攻峻伐，以免损伤元气。要结合现代医学的辅助检查，分清病情之善恶，以测知预后之优劣。注意顾护脾胃，增强脾气运行及运化水湿的功能，改善患者易生痰湿以及痰瘀互结、痰郁气滞等机体状态，从根源解决癥瘕的形成。对于直径大于 5cm 的癥瘕，需配合手术治疗。

（三）用药特点

癥瘕多因多次反复宫腔操作，耗伤气血，致胞宫气血瘀滞，日久成癥。症证多见月经量多，兼夹大小血块，伴腹痛，面色少华，神疲乏力，多属正气不足、瘀结胞宫之癥瘕。治疗在非经期以扶正祛邪、化瘀消癥法治之，常以桂枝茯苓丸为基础方加减治疗。阳虚甚者，加附子、小茴香，加重桂枝用量以温化消积；脾胃气虚甚者，加黄芪、党参、白术以助正气；气滞者，加木香、香附；痰浊盛者，加浙贝母等祛痰散结之药；瘀重者，加泽兰、三棱以助化瘀。治疗注重补益脾胃，调气生血，黄芪、党参、桂枝、白术、茯苓是治疗癥瘕的常用药物。故善治癥瘕者，应调其气而破其血，消其食而豁其痰，衰其大半而止，不可猛攻峻施，以伤元气，扶脾胃正气，待其自化。

四、典型病案

孙某，女，26岁。2016年2月16日初诊。

主诉：月经量多，发现卵巢囊肿半年。

现病史：月经周期尚准，经量较多，夹有大小血块，经行下腹疼痛，末次月经2月1日；经后面色少华，神疲乏力，胃纳不香，大便溏薄，舌淡胖，苔薄白，脉细涩。盆腔B超示，卵巢囊肿，大小4.1cm×4.7cm。患者因畏惧手术而寝食难安，转求中医治疗。有3次人工流产病史。

西医诊断：卵巢良性肿瘤。

中医诊断：癥瘕（气虚血瘀证）。

治法：补气养血，化瘀消癥。

方药：桂枝茯苓丸加减。桂枝10g，茯苓10g，赤芍10g，桃仁10g，三棱10g，莪术10g，皂角刺10g，黄芪30g，荔枝核10g，党参 15g，生薏苡仁 30g，白术 15g，白扁豆 15g。共 14 剂，每日 1 剂，水煎，每日 2 次。经期停用。

复诊：患者诉服药期间月经于 2 月 27 日来潮，经量减少，血块少，痛经不显，7 日经净；面色转润，精神转佳，纳谷香，二便调，舌淡红，苔薄白，脉细弦。继服上药 14 天后，复查盆腔 B 超示：卵巢囊肿大小约 2.6cm×2.4cm，CA125 等肿瘤指标未见异常。

后停药 3 个月，再次复查盆腔 B 超卵巢囊肿未见增大，嘱患者每 1 年复查随访。

按语： 患者因素体脾虚，加之喜食生冷、肥甘厚味，脾胃乃伤，运化失司，水湿停留，酿生痰浊；又因流产次数较多，胞宫受损肾气虚弱，气化无力，水湿失于输布，聚而成痰，痰饮留滞冲任、胞宫胞脉，日久不化，形成癥瘕。癥瘕病在气血，正气不足、脾胃虚弱是不可忽视的原因，临床根据患者体质强弱，证情虚实，病程新久，确定合理的内治法。若癥瘕在服药期间持续增大，超过 5cm 者，建议行手术治疗。手术切除后，仍可用健脾益气之法来固护正气，保护胃肠功能，促进机体功能的恢复与防止术后再次复发。

第三节　盆腔炎性疾病

一、概述

盆腔炎性疾病（PID）是指女性上生殖道及其周围组织的一组感染性疾病，是女性内生殖器包括子宫、输卵管、卵巢及其周围结缔组织、盆腔腹膜等处发生感染时炎症的总称，主要包括子宫内膜炎、输卵管炎、输卵管卵巢炎、盆腔结缔组织炎及盆腔腹膜炎。炎症可局限于一个部位，也可以同时累及几个部位，最常见的是输卵管炎和输卵管卵巢炎。临床将 PID 分为急性和慢性两类，急性炎症可引起弥漫性腹膜炎、败血症、感染性休克，甚至危及生命。若急性炎症未能得到及时彻底的治愈，可转为盆腔炎性疾病后遗症，引起不孕、输卵管妊娠、慢性盆腔痛及炎症反复发作等，从而严重影响妇女生殖健康。本病多发生在性活跃期有月经的妇女。

女性上生殖道及其周围组织和腹膜的急性炎症，称为急性盆腔炎。由于炎症累及的范围及程度不同，临床表现亦不同。起病时下腹疼痛，性交或活动后加重，伴发热。病情严重者可有高热、寒战、食欲不振，阴道分泌物增多，常呈脓性、秽臭。妇科检查轻者无明显异常发现，或仅出现子宫颈举痛、子宫体压痛、附件区压痛。重者下腹部压痛、反跳痛及肌紧张，肠鸣音减弱或消失。诊断标准：①多有近期妇产科手术、盆腔炎史，或经期、产后不注意卫生，房事不洁等病史；②临床表现主要有下腹痛、高热、阴道分泌物异常增多，下腹部压痛、反跳痛、肌紧张，同时伴有腰酸痛，在劳累、性交后及经期前后加重，或有乏力、月经不调、不孕等；③有双侧或一侧附件区压痛，宫颈举痛或摇摆痛，有时可触及包块等体征；④阴道镜可见脓性异味分泌物，宫颈充血、水肿。阴道分泌物分析示大量白细胞；B 超检查可有一侧或两侧附件区炎性渗出液或肿块。

若急性盆腔炎未得到及时正确的治疗，会发生一系列后遗症，即"盆腔炎性疾病后遗症"，又称"慢性盆腔炎"。盆腔炎性后遗症是盆腔炎性疾病的遗留病变，是由于盆腔静脉血液流出不畅、使盆腔静脉充盈、瘀血所引起的一种广泛的慢性疼痛、极度的疲劳感和某些神经衰弱症状为主要临床表现的妇科疾病。主要以下腹部坠痛、低位腰痛、性交痛、极度疲劳感、痛经和经前期乳房胀痛，伴有月经量多，白带增多为主要临床表现。本病好发于已生育过的育龄期妇女，20～50 岁有性生活或者已婚妇女较多见；与妊娠、分娩、流产、难产、输卵管结扎术等因素密切相关，是输卵管结扎术的并发症之一。诊断要点：①可有分娩、流产、经期及宫腔手术期间盆腔急性感染病史；②可有全身症状如低热，易感疲乏，精神不振，失眠等神经衰弱症状；③育龄期女性可见输卵管粘连、阻塞性不孕，也可见输卵管通而不畅导致的输卵管异位妊娠；④慢性炎症形成的瘢痕粘连及盆腔充血导致下腹坠胀疼痛，腰骶部酸痛，疼痛多位于耻骨联合上部或两侧下腹部，疼痛与体位有关，站、蹲过久或劳累后，疼痛症状加重，多在下午、晚上或站立后症状更加明显，有时伴有肛门坠感，常在劳累后、性交后、排便时及月经前后加重。⑤伴有或不伴有心情烦躁、易激动、多梦、头痛、四肢酸胀、胸闷、气短等神经精神系统症状；⑥妇科彩超检查大多无明显阳性体征；⑦妇科检查见，子宫颈肥大质软；子宫体增大，多呈后位；⑧附件区可触及性质柔软的增厚感，阴道分泌物异常增多。

二、病因病机

急性盆腔炎多因经期、产后、流产后及宫腔手术后，摄生不慎，湿热毒邪乘虚内侵，客于冲任胞宫，与气血相搏结，邪正交争所致。其发生涉及多个脏腑和经脉，有热毒、湿热、血瘀等多种致病因素，经期、产后、流产后或手术操作损伤，体弱胞虚，房室不洁，邪毒内侵，客于胞宫，滞于冲任，化热酿毒，致高热腹痛；或经行产后，余血未净，湿热内侵，与余血相搏，冲任脉络阻滞，瘀结不畅，瘀血与湿热内结胞宫、胞脉，滞于少腹，致腹痛带下，缠绵难愈。

盆腔炎性疾病后遗症多因经行产后，胞门未闭，寒湿热之邪或虫毒乘虚内侵，余毒未清，与冲任气血相搏结，蕴结于胞宫，反复进退，耗伤气血，冲任阻滞，血行不畅，瘀血停聚；或久病不愈，耗伤正气，虚实错杂，缠绵难愈。多次小产、产后涉水、房事不洁等，均可导致湿邪内生，湿邪久居不去，留滞于胞宫胞脉，使得经络气机阻滞，气能行血，亦能摄血，气机受阻，则血行受限，导致瘀血为病，不通则痛，加之疾病缠绵日久，久病伤气，气虚血瘀，久病入络，疼痛症状更为严重。

西医学认为，引起盆腔炎性疾病的病原体有内源性及外源性两种。内源性病原体包括需氧菌与厌氧菌，主要的需氧菌为金黄色葡萄球菌、溶血性链球菌等，厌氧菌有脆弱类杆菌、消化球菌、消化链球菌等。外源性病原体主要为性传播疾病的病原体，如沙眼衣原体、支原体、淋病奈瑟菌等。内源性及外源性病原体可分别单独存在，也可同时存在，本病通常为混合感染，病原体通过生殖道或淋巴系统逆行，沿宫颈黏膜、子宫内膜、输卵管黏膜蔓延至卵巢或腹腔，形成急性输卵管炎或急性盆腔腹膜炎，最终侵蚀盆腔结缔组织而发生盆腔的急性炎症。在早期，若急性炎症治疗不及时或不彻底，继则演变为慢性盆腔炎，出现一系列持久而反复性的慢性盆腔炎的临床表现。

盆腔炎性后遗症常为盆腔炎性疾病未得到及时、正确、彻底的治疗，或患者体质较差病程迁延所致，但亦可无盆腔炎性疾病病史，如沙眼衣原体、解脲支原体感染所致输卵管炎。本病病情较顽固，当机体抵抗力较差时，可急性发作。其发生与以下因素密切相关：①解剖学因素。由于女性盆腔静脉数量较多，故盆腔静脉血流不畅或堵塞，则会导致盆腔静脉瘀血形成，其出现多与流产、分娩、输卵管结扎等相关。②力学因素。盆腔静脉相比其他静脉壁薄、弹性较差，另外盆腔结缔组织较疏松，缺乏有力的支持和衬托，更容易引起静脉扩张，从而使得盆腔静脉血流受到影响。此外，受重力的影响，体位的改变也会使静脉压力增高，回流受到影响。③内分泌因素。妊娠期受雌孕激素的影响及子宫的压迫、性生活频繁的女性受雌激素的反复刺激，使静脉压力增高，回流受到影响。④个人因素。早婚、早育、孕产频繁、人流、分娩创伤、长期站立工作和负重劳动过度等。以上各种原因引起的盆腔压力改变，导致盆腔静脉血流不畅或受阻，最终引起盆腔静脉瘀血形成，引起一系列的临床症候群。本病的病理改变为组织破坏、广泛粘连、增生及瘢痕，可有慢性输卵管炎、输卵管卵巢肿块、输卵管积水或输卵管卵巢囊肿、盆腔结缔组织炎等表现。

三、从脾胃治疗思路

（一）立论依据

金·张从正《儒门事亲》云："带之为病，溶溶如坐水中。冲任者，是经脉之海也，循腹胁，夹脐旁，传流于气冲，属于带脉，络于督脉。"可见妇人带下病即是任脉之病，且与冲、带脉密切相关，而冲为血海，隶属于阳明，任主胞胎联系太阴，又阳明者胃也，太阴者脾也，故从脾胃论治盆腔炎有一定临床意义。

《金匮要略》说"妇人腹中痛，小建中汤主之"，说明治疗妇人腹痛时以小建中汤温中健脾补虚、和里缓急止痛，而盆腔炎性后遗症的主症为腹中痛，可参照此证加减治疗，从此可反证妇人腹痛与脾虚有关。

（二）治疗思路

急性盆腔炎发病急、病情重，病势凶险，必须及时、彻底治愈，不可迁徙。否则病势加重，威胁患者生命或转为慢性盆腔炎，使病情缠绵难愈。治法清热解毒为主，利湿化瘀为辅。

盆腔炎性后遗症经久不愈，病情缠绵，易耗伤正气，导致正气亏虚，而脾胃为后天之本，气血生化之源，脾气虚则气血生化乏源，再加疾病经久不愈，邪气留滞于冲任，致使血行不畅，瘀血停滞，不通则痛，而发为腹痛，正所谓"邪之所凑，其气必虚"。若恣食生冷，脾胃受损，运化不及，则湿从中生，湿邪阻遏气机，气机不畅，则血流不通，瘀血形成，故治疗以治脾为主，多采用益气健脾、化瘀止痛之法。治疗除辨证内治外，可配合以理疗、热敷、离子透入、中药保留灌肠等综合治疗以提高疗效。

（三）用药特点

急性盆腔炎以高热或寒战，下腹疼痛，带下量多等热毒壅盛、湿热瘀结为主要表现，故治疗以清热解毒、利湿排脓，化瘀止痛为主，选药以银花、连翘、蒲公英、地丁草等清热解毒；皂角刺、白芷利湿排脓；冬瓜仁、薏苡仁清热利湿，红藤、三棱、莪术化瘀止痛。

盆腔炎性后遗症辨证多为寒湿热瘀结证，故治疗以清热化湿、活血化瘀、温经散寒、运脾利湿止痛为准则，偏寒湿者，艾附暖宫丸加减；偏血瘀者，血府逐瘀汤加减。兼顾兼证，随症加减用药，白带多者，加金樱子、山药、芡实；苔厚腻者加厚朴、苍术、薏苡仁、白扁豆；湿盛者，加白术、党参、黄芪、苍术；瘀阻明显者，加桃仁、红花、牛膝、泽兰、三棱、莪术、乳香、没药；气郁者，加香附、延胡索、郁金、川芎；小腹憋胀痛甚者，加木香、延胡索、川楝子、枳壳；小腹冰凉明显者，加高良姜、桂枝、干姜、小茴香、乌药。妇人以血为主，而血以中气为主，中气者，土气也，土燥不能生物，土湿亦不能生物，故多用茯苓、苍术、泽泻治其湿，燥湿得宜，而土能生物，疾痛并蠲。

四、典型病案

案 1：李某，女，41 岁，已婚，农民。2017 年 2 月 18 日初诊。

主诉：下腹痛反复发作 1 月余，加重 5 天。

现病史：患者 1 个月前行清宫手术，后出现阴道分泌物增多，色黄，质黏稠，轻微腥臭味，偶有阴道瘙痒，患者未予重视。近 5

天出现腹痛，阴道分泌物增多。平素性情急躁，喜暖怕冷，手足发凉。刻下症：小腹部憋胀痛剧烈，伴白带量多，色黄有异味，腰酸痛。面色偏黄，神疲乏力，纳食一般，夜寐欠佳，二便调畅。舌质暗，苔白腻，脉沉细。

月经史：末次月经 2017 年 1 月 28 日，行经 3 天，量少，色暗红，有血块，经行小腹部疼痛加重，遇热痛减，经期腰酸痛，经前乳房轻微胀痛。

婚育史：23 岁结婚，育有 1 子 1 女，体健。

辅助检查：妇科检查见，外阴已婚已产式；阴道通畅，黄色分泌物，有异味；宫颈肥大充血，轻度糜烂，抬举痛；双侧附件区压痛明显，未触及包块。

中医诊断：盆腔炎性疾病（寒湿瘀结）。

治法：温经散寒，运脾利湿止痛

处方：温经汤合四君子汤加减。吴茱萸 6g，肉桂 10g，乌药 10g，炮姜 10g，当归 12g，白芍 10g，川芎 12g，山药 10g，白术 10g，苍术 12g，茯苓 10g，党参 10g，陈皮 10g，车前子 12g，延胡索 10g，川楝子 10g，生蒲黄 10g，五灵脂 10g。7 剂，水煎，1 日 1 剂，早、晚分服。

复诊：服药 7 剂。白带减少，腰骶酸痛减轻，腹痛如前，脉沉滑，原方减车前子，加乳香、没药，以增强活血化瘀止痛之力。

处方：吴茱萸 6g，肉桂 10g，乌药 12g，炮姜 10g，当归 15g，白芍 15g，川芎 12g，山药 10g，白术 10g，苍术 12g，茯苓 10g，党参 10g，乳香 6g，没药 6g，生蒲黄 10g，五灵脂 10g，川楝子 10g，延胡索 10g。14 剂，水煎，1 日 1 剂，早、晚分服。

电话随访：服药后腹痛未出现，白带量可，遂停药。

按语：盆腔炎性疾病多以下腹疼痛为主，与气滞、湿毒、痰湿、气血不足有关，其病机以血瘀为核心，故治疗以活血化瘀为主兼祛寒湿，药用吴茱萸、肉桂、炮姜温经散寒，白术运脾化湿，苍术健脾燥湿，二者一运一健，相辅相成；山药补脾涩精；党参益气健脾；陈皮理气健脾燥湿；车前子健脾渗湿；当归、川芎活血止痛；白芍柔肝缓急止痛；川楝子、延胡索行气止痛；共奏健脾温经止痛之功。寒湿瘀痰消散，邪去正复。

案 2：马某，女，38 岁，已婚，职员。2017 年 5 月 27 日初诊。

主诉：小腹部坠胀痛伴后腰部酸痛 6 月余，加重 1 周。

现病史：患者于 6 个月前无明显诱因出现小腹部憋胀痛，午后疼痛加重，伴腰骶部酸痛，月经量少，白带增多，患者自服止痛药（具体不详）后疼痛症状反反复复，未见明显改善。平素带下量增多，色黄质黏，有腥臭味，时有外阴瘙痒，性交不适感，素体怕热。刻下症：慢性病容，神疲乏力，食纳差，时有腹胀，大便偏干，舌质暗，苔黄腻，脉细滑。

月经史：初潮 12 岁，平素月经规律，经期 28 ～ 35 天，末次月经 5 月 10 日，行经 3 ～ 4 天，量少，色暗红，有血块，经期小腹部及腰部疼痛加重，呈刺痛，得热不缓解。经前乳房胀痛，腰骶酸痛。

妇科检查：外阴已婚已产式；阴道通畅，可见黄色分泌物，有腥臭味；宫颈肥大；宫体后位左移压痛明显，左侧附件区增厚牵拉压痛明显，未触及包块。

中医诊断：盆腔炎性疾病（湿热瘀结）。

治法：清热利湿，佐以活血理气止痛

处方：止带方合膈下逐瘀汤加减。茯苓 15g，车前子 10g，泽泻 10g，赤芍 10g，丹皮 10g，黄柏 10g，牛膝 10g，当归 10g，川芎 10g，延胡索 10g，香附 10g，枳壳 10g，薏苡仁 10g，白扁豆 10g，甘草 6g，黄芪 20g，山楂 10g，麦芽 10g，苍术 10g，茯神 10g。7 剂，水煎，1 日 1 剂，早、晚分服。

复诊：患者服药后白带量减，外阴瘙痒消失，寐可，仍腰骶部酸痛，故上方减车前子、泽泻、茯神，加桑寄生、续断。

处方：茯苓 15g，桑寄生 15g，续断 10g，赤芍 10g，丹皮 10g，黄柏 10g，牛膝 10g，当归 10g，川芎 10g，延胡索 10g，香附 10g，枳壳 10g，薏苡仁 10g，白扁豆 10g，甘草 6g，黄芪 20g，山楂 10g，麦芽 10g，苍术 10g。14 剂，水煎，1 日 1 剂，早、晚分服。

电话随访：腹胀、腰骶酸痛等症减。

按语：患者腹痛，带下量多，舌苔黄腻，纳差，是脾虚湿热盛的表现，故健脾、运脾，祛除湿热是治疗关键。脾为中焦气机的枢纽，主升清，脾强则运化之力强，则水湿内除，带下随之减少，用药苍术、车前子、泽泻、茯苓利水渗湿止带；赤芍、丹皮清热凉血活血；黄柏泻热解毒，燥湿止带；当归、川芎活血行气止痛；延胡索、香附、枳壳行气止痛；同时配合神曲、山楂、麦芽和胃，中焦舒畅，则患者纳食随机恢复。在临证用药时，不仅要注重辨证论治，更要考虑健运中焦脾胃之气，所谓"脾胃伤则百病生"，又"四季脾旺不受邪"，故可见临证用药时顾护脾胃的重要性。

后　记

　　《脾胃论》云："人受水谷之气以生，所谓清气、营气、卫气、春升之气，皆胃气之别称也。"故胃气乃诸气之本。土居中而养"四旁"，是营卫气血生化之源，万病丛生之始，脾胃功能正常是保持气血津精液、脏腑组织功能正常的前提。土生万物，亦害万物，正如"水能载舟，亦能覆舟"。脾胃内伤，则生化乏源，精、气、神不足，卫、气、营、血不及，脏腑四肢九窍肌肤筋脉失于濡养，则万病丛生。若脾胃所伤，水谷入胃而无以化，水谷精微无以运，营卫气血无以生，形体内外无以养，则形如枯槁，万病始生，治病必求于本，本于胃气。

　　从脾胃论治妇科疾病，是依据中医理论中脾胃为"后天之本，气血生化之源"的理论，妇科疾病的发生、发展，无不与气血、痰湿相关，妇科疾病的辨证，多以气血两虚、气滞血瘀、痰湿凝滞、肾脾两虚、肝郁脾虚等证型为多，其治疗用药多以滋补气血、行气活血、化痰利湿、滋补肝肾、疏肝解郁等药物为主，在治疗过程中，单纯的行气活血药可促进胃肠蠕动加快，引起腹泻肠鸣现象；单纯的滋补药可引起纳差、无食欲现象；故在治疗过程中使用辅助健运脾胃药物，能达到顾护后天之本的脾胃，防止因药物刺激引起的胃脘不适、腹胀腹痛、肠鸣腹泻的发生，有利于保护胃肠道黏膜，增强药物的消化吸收作用。也可消除患者服用中药的各种顾虑。

杜小利